通常内視鏡観察による

早期胃癌の拾い上げと診断

監修：藤崎 順子
著：平澤 俊明／河内 洋

日本メディカルセンター

■ 監　修

藤崎　順子　　がん研有明病院 消化器内科 部長

■ 執　筆

平澤　俊明　　がん研有明病院 上部消化管内科 医長

河内　　洋　　がん研有明病院 病理部 医長

監修のことば

　本書のもとは，著者の平澤俊明先生がレジデントの教育向きにがん研有明病院で経験されたさまざまな珍しい症例や，病変が見逃された症例などをスライドにし，クイズ形式でレジデント，医局員にメールで一斉に配信していたものであった．それらのスライドには1回目の配信では解答は付されず，自分で何度も画像を見て考え，診断を下すと，数日後に答えがまたメールで配信された．症例は難しいものから典型例，痛恨の見逃し例など，ためになる症例ばかりで，レジデントはそのメールを見て勉強し，反響の強いものであった．同時に私達スタッフ医師も大変勉強になっていた．当時消化器内科部長の五十嵐正広先生より，医局員のための，ためになるメールの内容を『臨牀消化器内科』という雑誌に連載したらどうかという話があり，毎号の連載となった．その連載を大幅に加筆し今回この一冊の本になったといういきさつである．がん研有明病院は High Volume Center として年間500例近くの早期胃癌のESDを行い，すべての症例をカンファレンスで検討したのち治療を行っている．手術例を合わせるとカンファレンスに出席するだけで年間1,000例近くの胃癌症例を見ることができる．本書はがん研有明病院で日常経験される症例の集大成ともいえる．

　本書を読むと明日から施行する内視鏡の見る目に変化が生じることが実感される大変役に立つ本である．連載の頃の症例からすべて見せてもらい，いつもなるほど，とうなずく症例ばかりであった．また内容はそれらを発見するこつや内視鏡の使い方，実地診療に深く結び付く内容である．

　最近は診断能力がなくてもESDの技術は一人前という事態にもなりつつあることが紹介症例などで実感される．また病変を発見する能力はないが，切除する能力はあるということも生じている．そのようななかで通常観察による発見から診断能力，すなわち拡大内視鏡する以前の実力をつけるために必須の本である．平澤先生が日夜この本の作成に心血を注いでいる場面を間近で見ていた私はこの本の完成に感激ひとしおである．身近なところから始まったことの集大成がこの一冊の本となり，若い先生からベテランの先生までの日常診療に役立つことを心から願っている．平澤先生，完成おめでとう！

2016年10月

がん研有明病院消化器内科

藤崎　順子

序　文

　胃癌は，日本では悪性腫瘍の中で第3位の死亡者数であり，年間約13万人が罹患し，約5万人が命を落としている．しかし，胃癌は早期発見により，根治できる癌でもあり，StageⅠの5年生存率は95％以上である．しかも，内視鏡で治癒切除できれば，外科的な胃切除と違いQOLは術前となんら変わらない．早期発見，早期治療すれば，予後良好かつQOLも保たれる癌といえる．一方，進行した状態で見つかった場合は予後不良であり，StageⅣの5年生存率は10％以下になる．進行胃癌の患者さんに関わり，"もっと早く見つけることができれば"と思ったことは何度あっただろう．

　日本における胃癌の対策型検診としては古くから胃X線検診が行われていたが，2015年に出された国立がん研究センターの「有効性評価に基づく胃がん検診ガイドライン2014年度版」では，胃内視鏡検診も「胃がん死亡率減少効果を示す相応の証拠があり，対策型検診及び任意型検診に推奨する」との判断が示された．それを受けて厚生労働省は2016年に「がん予防重点健康教育及びがん検診実施のための指針」を改正し，胃がん検診の検査項目は「胃部X線検査又は胃内視鏡検査とする」と通達した．われわれ胃癌診療に携わる者の立場からすると，胃内視鏡検診の導入は少し遅かったのではとの感は否めない．いずれにしろ，今後胃癌の対策型検診はX線検診から胃内視鏡検診にシフトしていくことは明白であり，胃内視鏡検診の需要はますます大きくなってくる．

　一方で，胃内視鏡検査に関しては，医師の技量の差があることが問題となっている．がん研有明病院でも消化器内科の後期研修を終えた医師が，内視鏡の研修のため毎年入局してくる．一通り内視鏡の技術は身に付けているが，古株のスタッフと比べて明らかに癌の発見率に差がある．これは慢性胃炎を背景とした胃癌の診断はそれだけ奥が深く，難しいものであることを示している．背景粘膜は萎縮，腸上皮化生により粘膜は凹凸を呈し，色調も発赤，褪色など多彩な所見をとり，その中に隠れている胃癌も教科書的な典型像ばかりではなく，一つたりとも同じものはない．

　消化器内視鏡に関しては多くの書籍が出版されており，近年はNBIなどのIEE（image enhanced endoscopy）と拡大内視鏡などの最先端領域を対象とした書籍がはやりである．確かに，NBI拡大観察は胃癌と胃癌の鑑別のような質的診断には大きな力を発揮する．しかし，慢性胃炎の領域すべてをNBI拡大観察するには，検査時間がいくらあっても足りない．胃癌診療は，通常観察および色素散布での癌の発見から始まる．この一番の基本である，胃癌の通常観察での拾い上げに特化し

た書籍はこれまでほとんどなかった．

　2015年6月〜2016年5月まで，日本メディカルセンター刊行の月刊誌『臨牀消化器内科』で"胃癌を探せ！"という連載を書かせてもらった．これは，通常観察での胃癌の拾い上げをテーマにした問題形式の胃癌アトラスである．幸いにも，知り合いの先生方からは良い評価をいただき，書籍化させてもらう運びとなった．書籍化に当たり，問題の症例数を大幅に増加させ，さらに総論として"正常な胃粘膜と胃炎""胃癌の分類と臨床的特徴""胃癌の見つけ方"を追加し，胃癌の発見に必要な基本的な知識について解説した．また，今後増加するであろう，*H. pylori* 未感染胃癌，胃底腺型胃癌についてもページを割いた．すべての項を通して画像をできるだけ多く取り入れ，100病変を超す胃癌・胃腺腫の画像を掲載し，初学者でもわかりやすいような詳しい解説を心がけた．

　問題形式の項では，発見時の内視鏡画像を使用することにこだわった．これは生検後では，生検瘢痕，再生上皮などによって形や色調が変わり，病変が修飾されてしまうからである．精査と違い，多くの写真が撮られておらず，またNBI拡大の画像もない症例も多いが，病変の拾い上げを主眼に置いた書籍であるということで，ご容赦いただきたい．

　本書が，胃癌の内視鏡診療に関わる医師に広く読まれ，ひいては，多くの胃癌が治癒可能な状態（できれば内視鏡的切除ができる状態）で見つかり，多くの患者さんが救われることを心から願ってやまない．

　　2016年10月

がん研有明病院上部消化管内科　平澤　俊明
同　病理部　河内　洋

Contents

通常内視鏡観察による 早期胃癌の拾い上げと診断

第Ⅰ章　胃癌の発見に役立つ基礎知識

1　正常な胃粘膜と胃炎

Ⅰ　正常な胃粘膜（*Helicobacter pylori* 未感染）／14
　　1）胃底腺領域／15　　2）幽門腺領域／16　　3）噴門腺領域／16
　　4）そのほかの *H. pylori* 未感染胃でよく見られる所見／18

Ⅱ　*H. pylori* 感染胃炎（*H. pylori* 現感染，既感染）／20
　　1）*H. pylori* 現感染でよく見られる所見／20　　2）*H. pylori* 既感染でよく見られる所見／29
　応用問題／33　　Ａ型胃炎（自己免疫性胃炎）と胃カルチノイド腫瘍／34

> **pit fall**　正常な幽門腺領域を"萎縮"と誤診しない／17　　これって萎縮？／23
> 　　　　　　腸上皮化生と萎縮領域／25

2　胃癌の分類と臨床的特徴

Ⅰ　胃癌の分類／36
　　1）胃癌の組織型分類／36　　2）肉眼型分類／37　　3）壁深達度（T分類）／37

Ⅱ　胃癌の発育進展様式と臨床的特徴／41
　　1）未分化型胃癌／41　　2）分化型胃癌／45

> **pit fall**　表在型の進行癌／40

第Ⅱ章　胃癌の見つけ方！

1　胃癌を見つけるために注目すべき所見

Ⅰ　背景との関係／48
　　1）背景粘膜の胃炎の状態／48　　2）周囲に同様の病変が多発しているか？／51

Ⅱ　面（癌の領域）の所見／52
　　1）不整な形態／52　　2）表面構造の変化／52　　3）色調の変化／53
　　4）血管透見の消失／55　　5）自然出血／56

Ⅲ　境界の所見／57
　　1）蚕食像／57

2　見逃しやすい胃癌

Ⅰ　見落としやすい部位／60
　　1）噴門部小彎／60　　2）体部後壁，胃角後壁／61　　3）体部大彎／62　　4）前庭部（蠕動）／62

Ⅱ　見つけにくい病変／63
　　1）微小胃癌／63　　2）0-Ⅱb病変／64　　3）胃炎類似型胃癌／65

Ⅲ　癌の診断能力を上げる魔法の薬 ― インジゴカルミン／66

第Ⅲ章　胃癌を探せ！― 拾い上げ診断に挑戦しよう

健診スクリーニング

Case 1	健診センターでのスクリーニング内視鏡検査 ①／70
Case 2	②／71
Case 3	③／72
Case 4	④／73
Case 5	⑤／74
Case 6	⑥／75
Case 7	⑦／76
Case 8	⑧／77
Case 9	⑨／78
Case 10	⑩／79
Case 11	慢性胃炎のスクリーニング内視鏡検査 ①／80
Case 12	②／81
Case 13	③／82
Case 14	④／83
Case 15	⑤／84

精査

Case 16	食後の胃痛を訴える患者／85
Case 17	胃の不快感を訴える患者／86
Case 18	胸焼けを訴える男性／87
Case 19	胃腺腫に対するフォローの内視鏡検査／88
Case 20	食道表在癌が見つかり紹介となった患者／89
Case 21	胃癌の疑いで紹介となった患者／90
Case 22	胃 SMT を指摘され紹介となった患者／92
Case 23	CA19-9 高値で紹介となった患者／93
Case 24	術前精査で見つかった同時性多発病変 ①／94
Case 25	②／95
Case 26	③／96
Case 27	④／97
Case 28	⑤／98
Case 29	⑥／99
Case 30	⑦／100

治療後のフォローアップ

Case 31	胃潰瘍の治療後の定期検査／101
Case 32	胃悪性リンパ腫の抗癌剤治療後のスクリーニング内視鏡検査／102
Case 33	胃 ESD 後，追加治療の検討のために紹介となった患者／103
Case 34	胃癌 ESD 後のスクリーニング内視鏡検査 ①／104
Case 35	②／105
Case 36	③／106
Case 37	④／107
Case 38	⑤／108
Case 39	⑥／109
Case 40	⑦／110
Case 41	⑧／112
Case 42	胃切除後の定期スクリーニング内視鏡検査 ①／113
Case 43	②／114

第Ⅳ章　胃癌は見つかりましたか？— 解答と診断

- Case 1　p.124　〔*H. pylori* 現感染胃癌〕
- Case 2　p.126　〔*H. pylori* 現感染胃癌〕
- Case 3　p.127　〔*H. pylori* 未感染胃癌〕
- Case 4　p.129　〔*H. pylori* 未感染胃癌〕
- Case 5　p.131　〔*H. pylori* 未感染胃癌〕
- Case 6　p.132　〔*H. pylori* 現感染胃癌〕
- Case 7　p.133　〔*H. pylori* 未感染胃癌〕
- Case 8　p.135　〔*H. pylori* 未感染胃癌〕
- Case 9　p.138　〔*H. pylori* 未感染胃癌〕
- Case 10　p.139　〔*H. pylori* 現感染胃癌〕
- Case 11　p.141　〔*H. pylori* 除菌後発見胃癌〕
- Case 12　p.142　〔*H. pylori* 除菌後発見胃癌〕
- Case 13　p.144　〔*H. pylori* 現感染胃腺腫〕
- Case 14　p.146　〔*H. pylori* 除菌後発見胃癌〕
- Case 15　p.148　〔*H. pylori* 除菌後発見胃癌〕
- Case 16　p.149　〔*H. pylori* 未感染胃癌〕
- Case 17　p.150　〔*H. pylori* 未感染胃癌〕
- Case 18　p.151　〔*H. pylori* 未感染バレット食道腺癌〕
- Case 19　p.154　〔*H. pylori* 除菌後発見胃癌〕
- Case 20　p.156　〔*H. pylori* 現感染胃癌〕
- Case 21　p.159　〔*H. pylori* 現感染胃癌〕
- Case 22　p.161　〔*H. pylori* 現感染胃癌〕
- Case 23　p.163　〔*H. pylori* 未感染カルチノイド腫瘍〕
- Case 24　p.166　〔*H. pylori* 現感染胃癌〕
- Case 25　p.167　〔*H. pylori* 現感染胃癌〕
- Case 26　p.169　〔*H. pylori* 現感染胃癌〕
- Case 27　p.172　〔*H. pylori* 除菌後発見胃癌〕
- Case 28　p.174　〔*H. pylori* 現感染胃癌〕
- Case 29　p.176　〔*H. pylori* 除菌後発見胃癌〕
- Case 30　p.178　〔*H. pylori* 現感染胃癌〕
- Case 31　p.180　〔*H. pylori* 除菌後発見胃腺腫〕
- Case 32　p.182　〔*H. pylori* 除菌後発見胃癌〕
- Case 33　p.183　〔*H. pylori* 現感染胃癌〕
- Case 34　p.184　〔*H. pylori* 除菌後発見胃癌〕
- Case 35　p.186　〔*H. pylori* 除菌後発見胃癌〕
- Case 36　p.187　〔*H. pylori* 除菌後発見胃癌〕
- Case 37　p.189　〔*H. pylori* 除菌後発見胃癌〕
- Case 38　p.191　〔*H. pylori* 除菌後発見胃癌〕
- Case 39　p.192　〔*H. pylori* 除菌後発見胃癌〕
- Case 40　p.193　〔*H. pylori* 除菌後発見胃癌〕
- Case 41　p.196　〔*H. pylori* 除菌後発見胃癌〕
- Case 42　p.198　〔*H. pylori* 除菌後発見胃癌〕
- Case 43　p.200　〔*H. pylori* 除菌後発見胃癌〕

	Case 44	舌癌術前のスクリーニング内視鏡検査／115
他臓器癌の術前・術後スクリーニング	Case 45	口腔底癌術後のスクリーニング内視鏡検査／116
	Case 46	下咽頭癌術後の重複癌スクリーニング内視鏡検査／117
	Case 47	大腸癌術前のスクリーニング内視鏡検査 ①／118
	Case 48	②／119
	Case 49	③／120
	Case 50	④／121
	Case 51	大腸癌内視鏡治療後のスクリーニング内視鏡検査／122

MEMO

- *H. pylori* 未感染胃癌／128
- 敷石状粘膜／130
- 胃底腺型胃癌（gastric adenocarcinoma of fundic gland type）／136
- 若年者の胃癌／140
- バレット上皮とは？／153
- バレット食道腺癌の臨床的特徴／153
- 胃カルチノイド腫瘍／164
- white opaque substance（WOS）／170
- 胃癌のリスクの高い胃とは？／193
- white globe appearance（WGA）／203

.... Case 44　p.202　〔*H. pylori* 現感染胃癌〕
.... Case 45　p.204　〔*H. pylori* 未感染胃癌〕
.... Case 46　p.205　〔*H. pylori* 除菌後発見胃癌〕
.... Case 47　p.206　〔*H. pylori* 現感染胃癌〕
.... Case 48　p.207　〔*H. pylori* 除菌後発見胃癌〕
.... Case 49　p.208　〔*H. pylori* 現感染胃癌〕
.... Case 50　p.209　〔*H. pylori* 現感染胃癌〕
.... Case 51　p.211　〔*H. pylori* 現感染胃腺腫〕

コラム

- 胃癌の見逃しの頻度は？／30
- 胃小区／32
- カルチノイド腫瘍と NET／35
- トレーニングにより胃癌の発見率は向上するか？／43
- 本当に未分化癌？／46
- アニサキス／59
- 胃癌はどのくらい見つかるか？／61
- 胃粘液の洗浄／68
- 上部消化管内視鏡後の一過性耳下腺炎／125
- めずらしい偶発症／128
- 胃癌の色は？／134
- 胃腺腫の治療の適応は？／145
- 鎮痙剤は必要か？／155

- LECS (laparoscopy and endoscopy cooperative surgery)／162
- 鎮痛剤を使いこなせ！／165
- 適切な撮影枚数は？／168
- 同時性多発胃癌／173
- Eyes can only see what the brain knows／175
- 異時性多発胃癌／184
- 上手な内視鏡医になるには？／188
- 十二指腸を先に観察する？／199
- 咽頭麻酔はビスカスかスプレーか？／201
- 検査時間と胃癌発見率／210
- 生検後出血／211

- 頻出略語一覧……12
- 文　　献…………213
- 索　　引…………217

頻出略語一覧

EGJ	esophagogastric junction	食道胃接合部
ESD	endoscopic submucosal dissection	内視鏡的粘膜下層剥離術
GERD	gastroesophageal reflux disease	胃食道逆流症
LECS	laparoscopy and endoscopy cooperative surgery	
MALT	mucosa-associated lymphoid tissue	
muc	mucinous adenocarcinoma	粘液癌
NBI	Narrow Band Imaging	
NEC	neuroendocrine carcinoma	
NET	neuroendocrine tumor	
pap	papillary adenocarcinoma	乳頭腺癌
por	poorly differentiated adenocarcinoma	低分化腺癌
por1	solid type	充実型
por2	non-solid type	非充実型
PPI	proton pump inhibitor	プロトンポンプ阻害剤
RAC	regular arrangement of collecting venules	
SCJ	squamocolumnar junction	扁平上皮円柱上皮接合部
sig	signet-ring cell carcinoma	印環細胞癌
SMT	submucosal tumor	粘膜下腫瘍
SSBE	short segment Barrett's esophagus	
tub	tubular adenocarcinoma	管状腺癌
tub1	well differentiated	高分化
tub2	moderately differentiated	中分化
UL	ulcer/ulcer scar	潰瘍および潰瘍瘢痕
WGA	white globe appearance	
WOS	white opaque substance	

表紙・カバー写真

① p.153、② p.93、③ p.72、④ p.137、⑤ p.99、⑥ p.77、⑦ p.137、⑧ p.67、⑨ p.104、⑩ p.109、⑪ p.49、⑫ p.54、⑬ p.117、⑭ p.55、⑮ p.56、⑯ p.38、⑰ p.55、⑱⑲ p.134、⑳㉑ p.56、㉒㉓ p.53、㉔ p.115、㉕ p.202、㉖ p.203、㉗ p.203、㉘㉙ p.59、㉚㉛ p.41、㉜ p.158、㉝ p.120

第Ⅰ章
胃癌の発見に役立つ基礎知識

1　正常な胃粘膜と胃炎

- 胃癌は胃炎の中に隠れています．胃癌を見つけるには胃炎についての知識が必要です．まずは，胃炎と胃の正常像について解説します．

2　胃癌の分類と臨床的特徴

- 胃癌の発生から理解すると，胃癌の特徴がわかるようになります．

1 正常な胃粘膜と胃炎

> **胃癌の背景粘膜を理解する**
> - 正常な胃粘膜は部位により固有胃腺に違いがあり，内視鏡像も違ってくる．また，多くの胃癌の発生母地である慢性胃炎の所見は個体差も大きく多彩である．さらに背景粘膜により，胃癌発生のリスク，発生する胃癌の組織型，肉眼型，色調も違ってくる．この背景粘膜の多様性が胃癌の早期発見を困難にしている．大腸癌のように背景粘膜に炎症がない腫瘍の拾い上げにはあまり苦労しない場合と対照的である．
> - 胃癌を発見する第一歩として，胃炎を正確に評価することが重要であり，胃癌の解説の前に正常な胃粘膜と胃炎について説明する．

I 正常な胃粘膜〔Helicobacter pylori（H. pylori）未感染〕

　正常な胃とは H. pylori に感染しておらず，その既往もない状態である（H. pylori 未感染）．正常な胃粘膜の表層 1/2〜2/3 は腺窩上皮に覆われ，胃酸による自己消化を防いでいる．腺窩上皮より深部には固有胃腺が存在する．腺窩上皮と固有胃腺の境界部は腺頸部と呼ばれ，細胞分裂が活発に行われる細胞増殖帯である（図1）．H. pylori 未感染の正常な胃粘膜は，固有胃腺の分布により3つに分かれる（図2）．幽門前部から前庭部にかけては幽門腺，体部から穹窿部には胃底腺，食道胃接合部の近傍には噴門腺が分布する．胃底腺は，酸を分泌する壁細胞，蛋白分解酵素であるペプシンの前駆体であるペプシノゲンを分泌する主細胞，粘液を分泌する副細胞，および少数の内分泌細胞から構成される．幽門腺と噴門腺は粘液細胞と内分泌細胞から構成される．幽門腺のG細胞からは消化管ホルモンであるガストリンが分泌される．

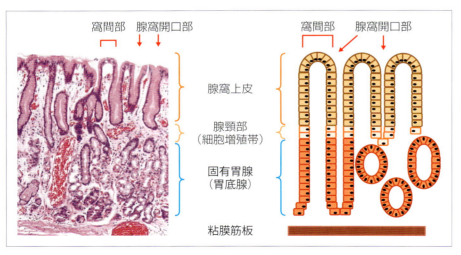

図1 正常な胃粘膜（胃底腺領域）

正常な胃粘膜を病理画像およびシェーマで示す．腺頸部では細胞の分裂・増殖が活発であり，上方に向かって腺窩上皮に分化するものと下方に向かって固有胃腺に分化するものに分かれる．

❶ 胃底腺領域

　正常な胃底腺領域の内視鏡像は，光沢を有する均一な橙赤色の粘膜を呈し，表面はなめらかで不整な凹凸は認めない．体部のひだは細くまっすぐに伸びており，蛇行や腫大はみられない（図3）．一番の特徴的な所見は，regular arrangement of collecting venules（RAC）と呼ばれる無数の小さな発赤点である．遠景では規則的に配列する無数の小さな赤い点として視認されるが，近づいてみるとその小さな点はヒトデ状の血管であることがわかる[1]（図4）．組織学的には，RACは粘膜上皮下に存在する集合細静脈である（図5）．内視鏡の拡大観察では，腺窩開口部を取り囲むように網目状の真正毛細血管を認め，その毛細血管が合流した集合細静脈つまりRACが確認できる（図6）．

　RACは胃粘膜の萎縮で消失するため，萎縮のない正常粘膜の良い指標となる．RACが体部で全体的に観察される場合をRAC陽性と診断する．RAC陽性の場合は95％の正診率で，*H. pylori* 未感染と診断できる[1]．C-1程度の萎縮では体上・中部ではRACが観察されるため，RAC陽性の判断は胃角から体下部小彎で行うことが推奨される[2]．

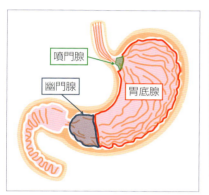

図2　正常な固有胃腺の分布

萎縮がない正常な胃では，幽門前部から前庭部にかけては幽門腺，体部から穹窿部には胃底腺，噴門の周囲には噴門腺が分布する．

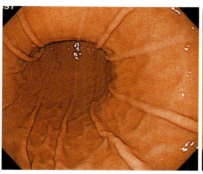

図3　正常な胃底腺領域

粘膜はなめらかで光沢がある．ひだは細く直線化的であり，腫大，蛇行は認めない．胃底腺ポリープを認める．

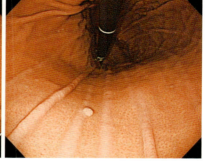

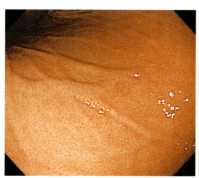 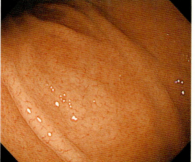

図4　RAC

遠景では無数の小さな発赤点として認識されるが，近接すると細い血管であることが認識できる．

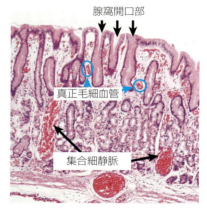

図5　集合細静脈組織像

粘膜浅層では腺窩開口部の周囲に真正毛細血管が発達している．粘膜深層では毛細血管が合流して，集合細静脈を形成する．

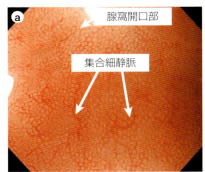 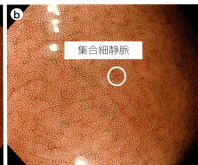 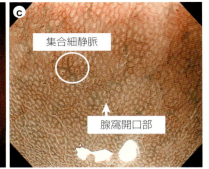

図6 RAC拡大像

a：白色光；白色光で拡大観察すると，円形の腺窩開口部を取り囲むように真正毛細血管が網目状に存在し，その毛細血管が合流していき集合細静脈となる様子が確認できる．白色光では確認しにくいが，網目状の真正毛細血管の中心にある小さな点が腺窩開口部である．

b，c：NBI；NBI弱拡大(b)では網目状の真正毛細血管と，蛇行した集合細静脈が規則的に配列している様子が確認できる．強拡大(c)では腺窩開口部が明瞭に視認できる．

❷ 幽門腺領域

　幽門腺領域では，胃底腺領域と同様に粘膜はなめらかで光沢があるが，大きな違いは集合細静脈が発達していないため，RACが視認されないことである[3]．しかし，前庭部でも口側ではRACが観察されることがあり，この部位では胃底腺が存在していることが多い[2]．幽門腺の分布範囲については個体差が大きいため，前庭部でも広い範囲でRACが観察される場合もあれば，まったく観察されない場合もある．また，幽門腺領域では樹枝状の血管が観察されることがある（図7）．

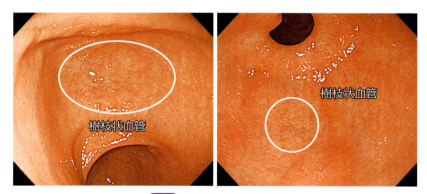

図7 正常な幽門腺領域

正常な幽門腺領域では，光沢があり，なめらかな粘膜面を呈する．RACは視認できない．一部，樹枝状の血管を認めるが，これを"萎縮"と勘違いしてはいけない．

❸ 噴門腺領域

　H. pylori 未感染の正常の胃では，食道胃接合部から数mmの範囲に噴門腺粘膜が分布する（図8）．*H. pylori* 感染が存在すると噴門腺粘膜は肛門側に拡がる[4,5]．

pit fall 正常な幽門腺領域を"萎縮"と誤診しない

- 胃底腺領域と幽門腺領域では色調も違い，RAC の有無，樹枝状血管の存在から，正常な幽門腺領域を萎縮と捉えてしまうことがある．前庭部は *H. pylori* 感染による慢性胃炎症の変化が最初に起こる部位であるが，内視鏡的には正常か萎縮性胃炎かの判断が必ずしも容易ではない．

- 正常な幽門腺領域は胃底腺領域よりも，やや黄赤調であり，一見萎縮のように見える樹枝状の血管を認める．しかし，粘膜面は光沢がありなめらかであることから，正常な幽門腺領域と診断する．この症例は C-1 の萎縮と誤診されていた．

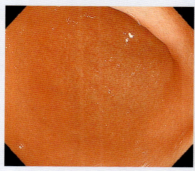
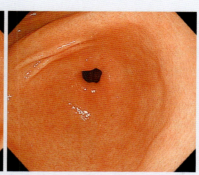

比較！ 正常な胃底腺領域と幽門腺領域の NBI 拡大

- NBI 拡大観察でも，胃底腺領域と幽門腺領域の所見はまったく異なる．胃底腺領域では網目状の真正毛細血管とヒトデ状の集合細静脈が規則的に配列しているが，幽門腺領域では畝状，管状の粘膜模様の内部にコイル状の血管を認める．

- このような所見の違いの理由は，胃底腺と幽門腺の役割の違いにある．胃底腺は酸やペプシンを分泌し，食物の消化がおもな役割であるが，幽門腺は粘液腺であり，消化液は分泌しない．幽門腺の役割は，食物が胃内で貯留，撹拌されたあとに，幽門輪という小さな出口から十二指腸に押し出すための激しい蠕動運動を行うことである．つまり，前庭部の幽門腺領域では，蠕動運動を行うために粘膜が蛇腹のように伸び縮みできるような構造となっている．

- NBI 拡大観察でも，胃底腺領域（左）と幽門腺領域（右）はまったく違う所見を呈する．

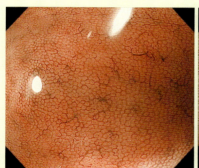
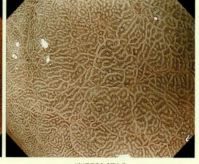

胃底腺領域 　　　幽門腺領域

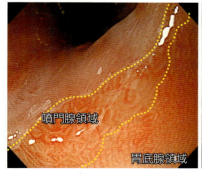
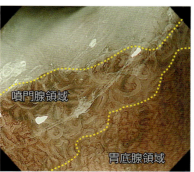

白色光　中拡大　　　　NBI　中拡大

図8　正常な噴門腺領域
食道胃接合部から 1〜2 mm の範囲に畝状，管状の粘膜模様を認め，この狭い範囲が噴門腺領域になる．

4 そのほかの H. pylori 未感染胃でよく見られる所見

1）胃底腺ポリープ（図9, 10）

胃底腺が分布する体部から穹窿部に多発する2～5 mm 程度の山田Ⅱ～Ⅲ型ポリープである．隆起の起始部に境界線を形成している．ポリープの表面は周囲の胃底腺と同色調で，同様の粘膜模様である．近接すると拡張した毛細血管を認めることがある．病理組織学的には胃底腺の過形成と囊胞状拡張腺管を認める．背景の粘膜が萎縮をきたすと消失する．

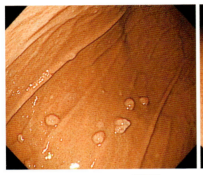

図9 胃底腺ポリープ①
　萎縮のない胃底腺粘膜を背景として，5 mm 以下の山田Ⅱ～Ⅲ型ポリープが多発している．色調，粘膜模様は周囲と同様である．境界は全周で明瞭に追える．近接観察すると，毛細血管の拡張を認めるものもある．

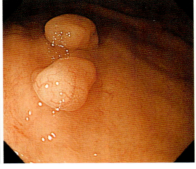

図10 胃底腺ポリープ②
　PPI（プロトンポンプ阻害剤）を長期内服すると胃底腺ポリープが多発，増大することがある．

2）ヘマチンの付着（図11）

ヘマチンとは，胃粘膜に付着している赤黒色の古い血液である．H. pylori 未感染の所見の1つであるが，除菌後でもしばしばみられる[6), 7)]．ヘマチンが付着している部位を洗浄して観察しても，びらんや炎症所見はないことから，正常な腺窩から血液が染み出てきたと推察される．びらんに伴うヘマチンの付着もあるが，H. pylori 未感染では，炎症に起因しないヘマチンの付着が時々観察される．

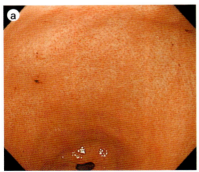
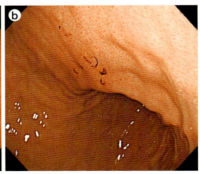
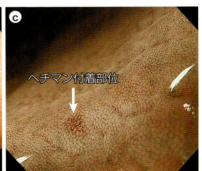

ヘチマン付着部位

図11 ヘマチン付着
　a，b：萎縮がない粘膜内にヘマチンの付着が散在している．
　c：NBI：ヘマチンを洗浄後に，ヘマチン付着部位をNBI拡大で観察すると，正常な円形の腺窩開口部を認め，びらんなどの所見はない．

3）稜線状発赤（図12）

　前庭部と体部に胃の長軸方向に縦走する帯状の発赤を稜線状発赤と呼ぶ．小彎側に多くみられるが，全周性に認めることもある．発赤は淡いものから鮮明な赤色のものまであり，びらんやヘマチン付着を伴うこともある．H. pylori 未感染の胃の所見であるが，除菌後にも認めることがある．病理組織学的には特異的な所見はない．脱気するとひだの頂部に相当し，胃の収縮時に胃液と接する部位に当たることから，ひだの頂部が化学的，機械的な刺激を受けて，稜線状発赤が生じると考えられている[8), 9)]．

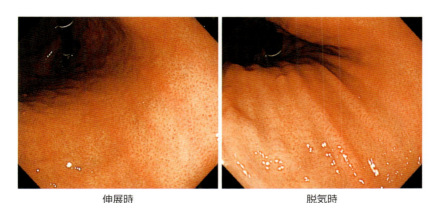

伸展時　　　　　　　　　脱気時

図12　稜線状発赤
背景は RAC 陽性で萎縮のない胃底腺粘膜である．体部小彎を縦走する帯状の発赤を認め，これが稜線状発赤である．脱気すると発赤はひだの頂部に一致する．

4）隆起型びらん（図13, 14）

　前庭部に多発する頂部にびらんを有する隆起である．"いぼ状胃炎"，"たこいぼびらん" とも呼ばれる．縦走する傾向にあり，ポリープ状，イモムシ状，こん棒状，数珠状など多彩な形態をとる．多くの場合，多発するが，単発の場合もある．病理組織学的には頂部のびらんと周囲の固有胃腺の浮腫と過形成を認める．

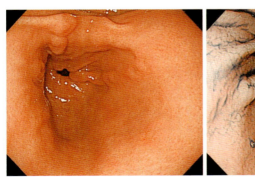 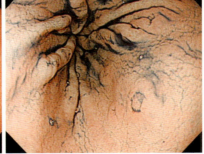 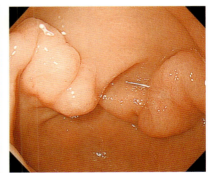

図13　隆起型びらん①
前庭部に放射線状に縦走する，浮腫状のなだらかな隆起が多発している．びらんを吸盤に例えると，その様はたこの足のようであり，"たこいぼびらん" とも呼ばれるゆえんである．

図14　隆起型びらん②
長軸方向に癒合し，数珠状となっている．このように隆起が目立つ症例もある．

Ⅱ *H. pylori* 感染胃炎（*H. pylori* 現感染，既感染）

H. pylori 感染胃炎には，*H. pylori* 現感染と除菌後の状態（既感染）がある．*H. pylori* の感染期間や固体反応の差異により，多彩な所見をとる．さらに，現感染と既感染では異なる所見もある．

1 *H. pylori* 現感染でよく見られる所見

H. pylori 現感染の胃粘膜は，病理組織学的にはリンパ球と好中球の浸潤を認め，長期にわたる慢性変化として固有胃腺の萎縮や腸上皮化生をきたす．内視鏡所見としては萎縮，腸上皮化生，点状発赤，びまん性発赤，ひだの腫大・蛇行，白濁粘液，粘膜腫脹，過形成性ポリープ，鳥肌胃炎，キサントーマなどがある[10), 11)]．

1) 萎　縮

H. pylori 感染による炎症により，固有胃腺が破壊・消退した状態が萎縮である．内視鏡上は，黄白色調の小さな点が前庭部から胃角小彎に出現し，やがてまだらな斑状の褪色となり，萎縮の進行とともにそれらが癒合して萎縮域を形成する．さらに萎縮が進行すると，固有胃腺の破壊が進み，粘膜が菲薄化するため，粘膜下層の血管が透見されるようになる．

① 萎縮の範囲診断（図15〜17）

萎縮は幽門腺領域から始まり，体部小彎から口側および大彎側に向かって進展し，その拡がりは木村・竹本によって，小彎側の萎縮が噴門を越えないものを closed type，噴門を越えて大彎側まで進展したものを open type と分類される．さらに，萎縮の範囲に応じて closed type は C-1，C-2，C-3，open type は O-1，O-2，O-3 と細分類される[12)]．

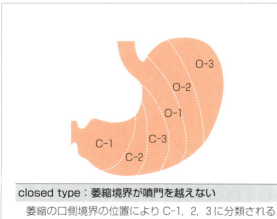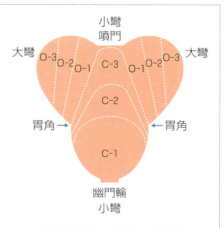

図15 萎縮の木村・竹本分類

〔Kimura, K. and Takemoto, T.: Endoscopy 1(3); 87-97, 1969[12)] より作成〕

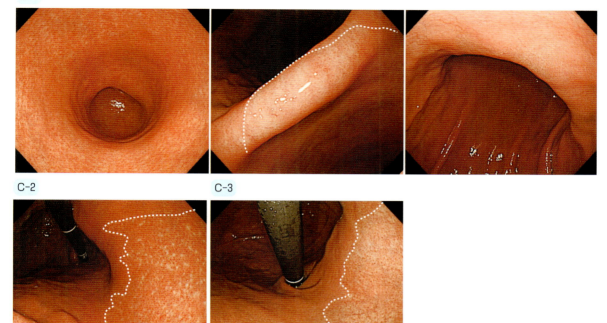

図16 木村・竹本分類：closed type

C-1：前庭部と胃角に小さな黄白色斑が多発している．血管透見は認めない．萎縮粘膜と非萎縮粘膜の間の萎縮境界を点線で示す．萎縮境界は胃角上にあり，体下部小彎には萎縮は進展していない．

C-2：体中部小彎まで小さな点状，斑状の褪色が進展している．必ずしも直線的に進展するのではなく，虫食い状に進展することも多い．

C-3：斑状の褪色は癒合し，面状となっている．わずかに血管透見が出現している．萎縮は噴門には達していない．

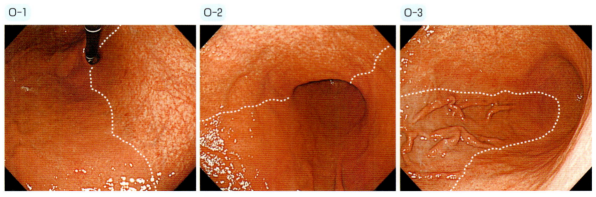

図17 木村・竹本分類：open type

O-1：萎縮境界は噴門まで達している．萎縮境界は体部小彎上にある．血管透見は目立ち，褪色も強くなっている．

O-2：萎縮境界は前後壁に位置する．萎縮領域では褪色とこまやかな血管透見を認める．

O-3：萎縮境界は体部大彎上に位置する．萎縮領域ではひだは消失しているが，非萎縮領域にはひだが残存している．

② 萎縮の程度診断

萎縮の程度の評価としては，体下部をよく伸展した状態で観察して，下記のように判定する[13]．

- 軽度萎縮：斑状に存在する褪色粘膜を認める（図18）
- 中等度萎縮：こまかな血管透見を認める（図19）
- 高度萎縮：網目状の明確な血管透見を認める（図20）

血管透見は空気量によって見え方が変わってくるため，伸展した状態で評価する．萎縮の範囲と程度は相関することが多い．

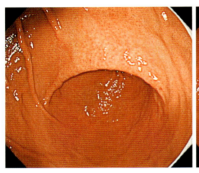
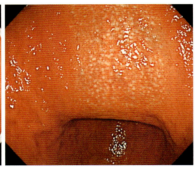

図18 軽度萎縮
点状，斑状の褪色陥凹を認め，やがて癒合してまだら状となる．初めは黄白色斑であるが，粘膜が菲薄化するほど強い褪色となる．血管透見は認めない．

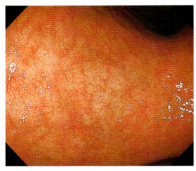
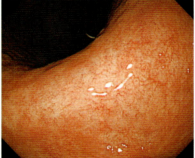

図19 中等度萎縮
まだら状，面状の褪色内に，こまやかな血管が透見される．粘膜の菲薄化により粘膜下層の血管が視認されるようになるためである．

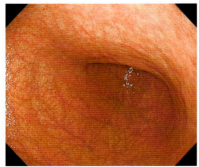
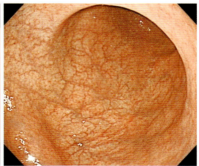

図20 高度萎縮
粘膜は全体的に強い褪色を示し，網目状，樹枝状の明確な血管透見を認める．

2）腸上皮化生

腸上皮化生とは胃の腺窩上皮が腸上皮類似の上皮に置き換わる変化で，慢性胃炎の経過中に出現する．萎縮性胃炎では広範に認められる．組織学的には細胞質内に粘液を有する杯細胞（goblet cell）を認める．刷子縁（brush border）を有する円柱上皮細胞と好酸性顆粒を有するPaneth細胞を認めることもある（定型的腸上皮化生の場合）（図21）．

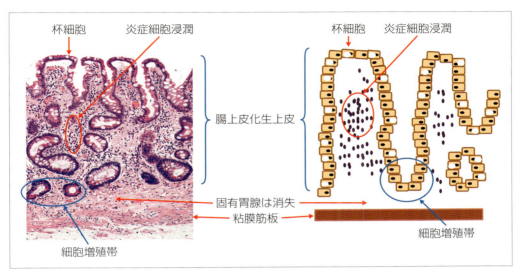

図21 萎縮，腸上皮化生の組織像

固有胃腺は消失し，腺窩上皮は腸上皮化生上皮となる．細胞質に粘液を含んだ杯細胞が多発する．腺窩開口部は消失し，絨毛状構造を呈する．粘膜固有層にはびまん性に炎症細胞浸潤が目立つ．細胞増殖帯は，粘膜筋板に近い腺底部に位置する．

---

pit fall　これって萎縮？

- 正常な粘膜でも送気による過伸展により粘膜下層の樹枝状血管が透見される．とくに穹窿部は粘膜が薄く，送気により血管透見を認めやすい．穹窿部の血管透見は萎縮と間違われやすい所見である．

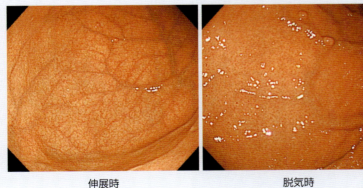

- 写真は，*H. pylori* 未感染の症例．穹窿部大彎を伸展時と脱気時で撮影．穹窿部は粘膜が薄く，送気で伸展させると粘膜下層の血管が透見される．伸展時ではRACも不明瞭となるが，脱気するとRACが出現する．

内視鏡的には灰白色調の大小不同の扁平隆起，もしくはやや肥厚した灰白色調の粘膜として観察される（図22, 23）．インジゴカルミン散布やNBI観察により，腸上皮化生の隆起は明瞭となる．また，萎縮で認めた血管透見は，腸上皮化生を伴うと不明瞭となる．灰白色調の粘膜は内視鏡でわかりやすい腸上皮化生の指標であるが，特異度は高いものの，感度が著しく低い[14]．つまり，内視鏡で確認できる灰白色調の粘膜以外にも，病理組織学的には腸上皮化生をきたしている部位が多くある．灰白色調の粘膜以外に腸上皮化生を診断する指標としては，通常観察の近接で確認できる絨毛様所見[15]（図24）とNBI拡大観察によるlight blue crest[16]（図25）があり，感度，特異度とも高い所見である．すべての組織学的腸上皮化生を内視鏡で診断することは困難であるが，発赤した腸上皮化生もあるという事実は知っておいたほうがよい．

　なお，腸上皮化生をきたした粘膜は，*H. pylori* の生存に適さない環境であり，*H. pylori* の菌量は激減する[17]．

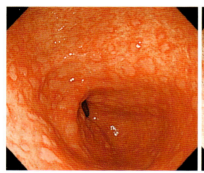
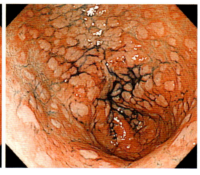

図22 腸上皮化生①：灰白色調
　灰白色調の扁平隆起が多発している．形や大きさは不揃いである．

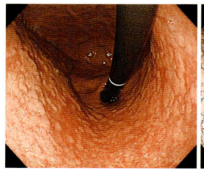
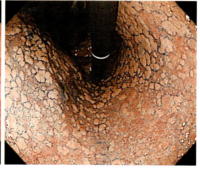

図23 腸上皮化生②：灰白色調
　灰白色調のやや肥厚した粘膜が地図状に拡がっている．

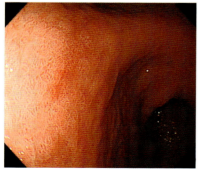
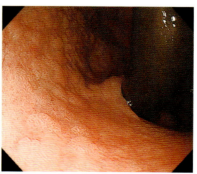

図24 腸上皮化生③：絨毛様所見
　近接して観察すると，粘膜模様は絨毛様の構造を呈している．

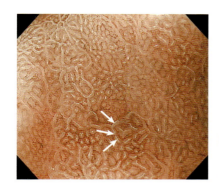

図25 腸上皮化生 ④：light blue crest
NBI 拡大観察では，上皮の辺縁に青白い縁取りを認め，light blue crest と呼ばれる．

> **pit fall　腸上皮化生と萎縮領域**
>
> - 腸上皮化生が出現すると，厚みのある灰白色調の粘膜となり，萎縮で認めた血管透見は不明瞭となる．腸上皮化生は萎縮に伴い生じるため，腸上皮化生の範囲は萎縮領域と判断する．

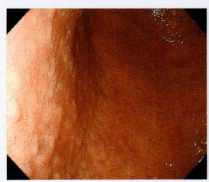 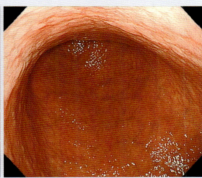

体部全体に腸上皮化生による灰白色調の粘膜が拡がっているが，血管透見は認めない．近接すると絨毛様所見が観察される．腸上皮化生の範囲も萎縮と判断して O-3 の萎縮となる．褪色と血管透見だけを見ると，萎縮の範囲診断を誤ってしまう．

3）点状発赤（図26）

胃底腺粘膜に観察される小さな点状の多発発赤であり，とくに穹隆部，体上部に好発する．H. pylori 現感染でみられ，除菌により早期に軽減，消失することが多い[8), 18)〜20)]．

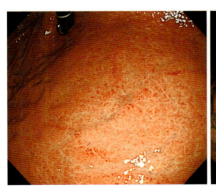 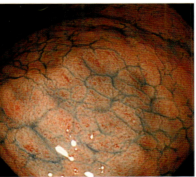

図26 点状発赤
穹隆部，体上部は点状発赤の好発部位である．点状発赤を近接して観察すると発赤には凹凸はなく，大きさ，形はさまざまである．背景にはびまん性発赤を伴っている．

4）びまん性発赤（図27, 28）

　H. pylori 現感染では体部の非萎縮粘膜が均一な発赤を呈し，びまん性発赤と呼ばれる．点状発赤と異なり，連続性のある面状の発赤を指す．びまん性発赤は好中球浸潤の程度と相関し[20]．除菌により好中球浸潤が改善すると，数カ月で発赤調の粘膜は褪色や肌色の粘膜へと変化する[20), 21)]．

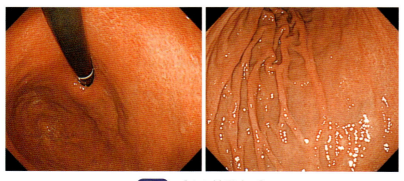
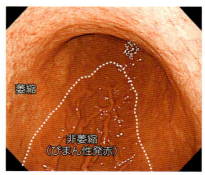

図27　びまん性発赤 ①
　全体的に均一な発赤であり，濃淡はない．発赤の程度は症例によって差がある．また，内視鏡やモニターの設定によっても発赤の程度に違いが生じる．

図28　びまん性発赤 ②
　萎縮境界がはっきりしている症例では，非萎縮粘膜のびまん性発赤と萎縮の褪色のコントラストが明瞭となる．びまん性発赤は非萎縮粘膜に生じる．

5）ひだの腫大・蛇行（図29）

　慢性胃炎による腺窩上皮の過形成および間質の浮腫状変化により，体部大彎のひだが腫大し，蛇行する．浮腫状の変化であるため，鉗子で押すと軟らかい．

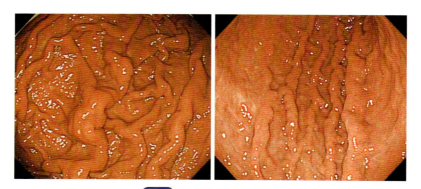

図29　ひだの腫大・蛇行
　胃内腔を伸展させた状態でも，ひだは厚みを帯びている．腫大や蛇行の程度は症例によって差が大きい．

6）白濁粘液（図30）

　H. pylori 現感染でしばしば認められる白濁した汚い粘液である．粘稠度が高く，粘膜に強く付着しており，洗浄してもなかなか落ちない．除菌により早期に改善する．

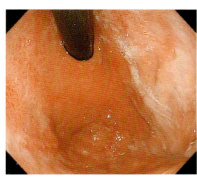
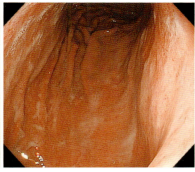

図30 白濁粘液
　白濁粘液は頑固に付着しており，観察に支障をきたす．この症例のように白濁粘液が多い症例では，小さな胃癌は見逃しやすく，除菌後に再検査が必要である．

7）粘膜腫脹（図31）

　H. pylori 感染により粘膜固有層内に炎症細胞浸潤と浮腫状の変化をきたす．内視鏡所見は軟らかく，厚ぼったい感じの粘膜で，腫大した胃小区様の凹凸を呈することもある[11]．粘膜腫脹は除菌により改善する．

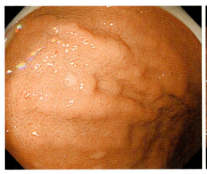
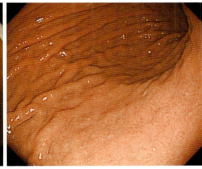

図31 粘膜腫脹
　粘膜は軟らかく，厚みを認める．胃小区は大小不同の腫大を示し，緊満した軟らかい丘状の隆起を呈する．

8）過形成性ポリープ（図32〜35）

　腺窩上皮の過形成により生じる，強い発赤調のポリープである．近接して観察すると，長管状，脳回状，うろこ状などと表現される粗大な粘膜模様を呈したり，開大した開口部を認める．また，"くされ苺"と呼ばれる白苔が付着した形態をとることもある．除菌により約8割の過形成性ポリープは縮小する[22]．小さなものは経過観察で問題ないが，大きなものでは癌化の可能性もまれにあり注意が必要である．

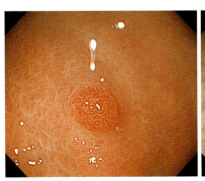
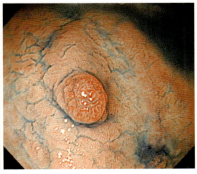

図32 過形成性ポリープ ①
　3 mm 大の山田Ⅱ型の過形成性ポリープ．脳回状の粗大な粘膜模様を呈する．

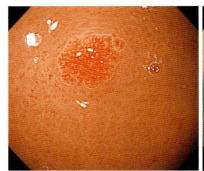
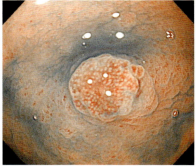

図33 過形成性ポリープ ②

　3 mm 大の発赤扁平隆起状の過形成性ポリープ．開大した円形から楕円形の開口部を認める．

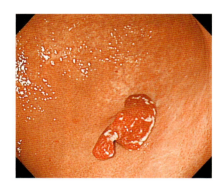

図34 過形成性ポリープ ③

　10 mm 大の強い発赤を呈し，白苔が付着した過形成性ポリープ．"くされ苺"と表現される．このように強い発赤を示すタイプは血流が豊富であるため，出血して鉄欠乏性貧血をきたすことがある．

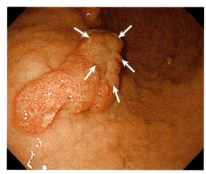
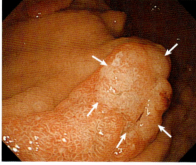

図35 過形成性ポリープ ④：癌化を伴う

　20 mm 大の山田Ⅳ型ポリープ．過形成性ポリープと癌が混在している症例．→で示した白色調粘膜に癌（tub1）を認めた．その他の部位は過形成性変化であった．

9）鳥肌胃炎（図36）

　若年女性の前庭部に好発する，小顆粒状の多発隆起である．鳥の毛をむしり取った後の皮膚のようにボツボツとした形態をとる．H. pylori 感染の初期の免疫応答であり，病理組織学的にはリンパ濾胞の増生である[23]．未分化型胃癌のリスクが高いと報告されている[24]．鳥肌胃炎は除菌後にゆっくりと年単位で消退していく．

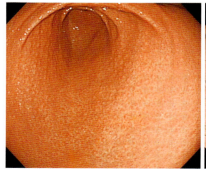
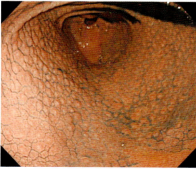

図36 鳥肌胃炎

　前庭部に 2 mm 程度の均一な小さな顆粒状隆起が多発している．インジゴカルミンの散布で明瞭となる．頂部はやや白色調である．

10）キサントーマ（黄色腫）（図37）

萎縮粘膜を背景とした，数mm〜1cm程度の境界明瞭な黄色調の病変である．わずかに隆起しているものが多いが，陥凹しているものもある．近接すると微細な顆粒状変化を認める．脂肪を貪食したマクロファージが集簇した像と考えられている．除菌後でも変化はなく残存する．

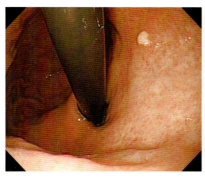
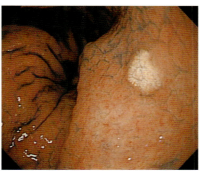

図37 キサントーマ
体上部小彎に3mm大の軽度隆起した黄色調の病変を認める．境界は明瞭で，近接すると細顆粒状構造が観察される．特徴的な色調と顆粒状構造から診断可能である．

❷ H. pylori 既感染でよく見られる所見

H. pylori 既感染とは，除菌後または高度萎縮による *H. pylori* の自然消失を含む．除菌後は，病理組織学的には好中球浸潤は速やかに改善してほぼ消失するが，リンパ球浸潤は時間をかけて軽快する．

内視鏡所見としては，除菌後は速やかにびまん性発赤は改善し，全体的に肌色の粘膜となる．点状発赤，粘膜腫脹，ひだの腫大・蛇行，白濁粘液も比較的短期間で改善，消失する．しかし，萎縮，腸上皮化生はほとんど改善しないか，長期間の経過で部分的な軽度の改善のみである．除菌後の特徴的な所見としては，前庭部や体部に地図状発赤が目立ってくる[10]．そのほか，酸分泌能の改善に伴い，ヘマチンの付着，体部，前庭部のびらんが出現することがある．

〈地図状発赤（図38）〉

H. pylori 除菌後には前庭部から体部にかけて境界明瞭な発赤陥凹が出現し，地図状発赤と呼ばれる．発赤は強いものから弱いものまで多彩である．形態も大小さまざまであり，類円形，斑状，まだら状，線状，広範な地図状などを呈する．

地図状発赤を生検すると組織学的に周囲よりも腸上皮化生が目立つ[25]．これは，びまん性発赤を呈していた非萎縮粘膜が，除菌により発赤や浮腫が改善し肌色の粘膜に変色したことに対し，もともと軽度発赤していた腸上皮化生が相対的に発赤した陥凹面として顕在化したものである[26]．これを"色調逆転現象"と呼ぶ[27]．

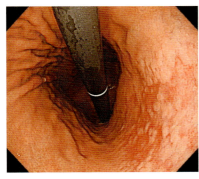
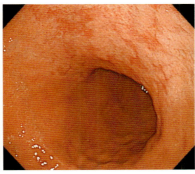

図38 地図状発赤
体部小彎に広範な地図状の発赤が拡がっている．境界は明瞭でわずかに陥凹している．

これまで説明した内視鏡所見と H. pylori 感染の関係を表1に示す．

表1 胃炎の内視鏡所見と H. pylori 感染

局在	内視鏡所見	H. pylori 未感染	H. pylori 現感染	H. pylori 既感染
胃粘膜全体	萎縮	×	○	○〜×
	びまん性発赤	×	○	×
	過形成性ポリープ	×	○	○〜×
	地図状発赤	×	×	○
	キサントーマ	×	○	○
	ヘマチン付着	○	△	○
	稜線状発赤	○	△	○
	腸上皮化生	×	○	○〜△
	粘膜腫脹	×	○	×
	斑状発赤	○	○	○
	陥凹型びらん	○	○	○
体部	ひだ腫大，蛇行	×	○	×
	白濁粘液	×	○	×
体部〜穹窿部	胃底腺ポリープ	○	×	△
	点状発赤	×	○	△〜×
	多発性白色扁平隆起	○	△	○〜△
体下部小彎〜胃角小彎	RAC	○	×	×〜△
前庭部	鳥肌胃炎	×	○	△〜×
	隆起型びらん	○	△	○

○：観察されることが多い，×：観察されない，△：観察されることがある

〔胃炎の京都分類[10]より一部改変〕

コラム 胃癌の見逃しの頻度は？

内視鏡検査による胃癌の見逃し率つまり偽陰性率（胃癌を有する症例のうち内視鏡で拾い上げられなかった比率）はどのくらいであろうか？ 細川らは，胃癌なしと診断された内視鏡検査から3年以内に胃癌でがん登録されたものを偽陰性例と定義し，偽陰性率は22.2%と報告している[a]．また，土谷らの報告では，2年以内の進行癌，または1年以内のSM癌もしくは2cm以上のM癌が発見されたものを偽陰性と定義し，7.7%の偽陰性率であった[b]．偽陰性の定義によって頻度は異なるが，少なくない胃癌が内視鏡検査で見逃されているのが現実である．これは，胃炎を背景とする胃癌の診断がそれだけ難しいものであることを示唆するものである．

a) 細川 治，服部昌和，武田孝之，他：胃がん拾い上げにおける内視鏡検査の精度．日消集検誌 42：33-39, 2004
b) 土谷春仁，原田康司，山崎忠男，他：Panendoscopyで胃癌なしとされた症例の長期予後．Gastroenterol. Endosc. 32：2199-2211, 1990

比較！ 除菌前と除菌1年後

除菌前後の写真を並べると，その違いが明瞭である．

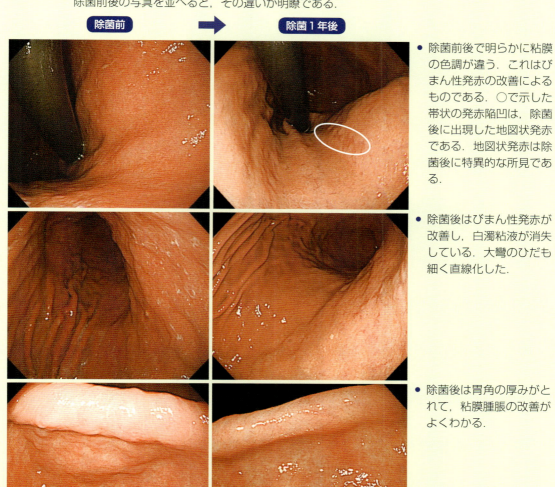

- 除菌前後で明らかに粘膜の色調が違う．これはびまん性発赤の改善によるものである．○で示した帯状の発赤陥凹は，除菌後に出現した地図状発赤である．地図状発赤は除菌後に特異的な所見である．

- 除菌後はびまん性発赤が改善し，白濁粘液が消失している．大彎のひだも細く直線化した．

- 除菌後は胃角の厚みがとれて，粘膜腫脹の改善がよくわかる．

コラム　胃小区

　胃粘膜の表面は浅い溝によって3～5 mmの小区画に分けられる．これを「胃小区」と呼び，溝は「胃小区間溝」と呼ばれる．幽門腺領域と胃底腺領域では胃小区の形態は違い，またH. pylori未感染の正常粘膜と萎縮性胃炎でも異なった胃小区を呈する．胃小区は通常観察では視認しにくいが，インジゴカルミンの散布により視認性が向上する．

　H. pylori未感染の正常粘膜では，胃小区間溝は浅く狭いため，インジゴカルミン散布によっても胃小区像は目立たず視認しにくいことがある．萎縮が生じると，胃小区間溝は深く，広くなり，胃小区の輪郭が明瞭となる．萎縮の進行に伴い，胃小区間溝は拡大・融合し，胃小区は大小不同で不均一な形態を呈する．さらに萎縮が著明となると，胃小区は小型化し，顆粒状となり，胃小区の間はさらに開大する．胃小区の形態は粘膜萎縮の程度と相関する[a]．

　症例ごとに胃小区の形態は異なるため，まずは背景の胃小区の形態を把握し，その胃小区の変化を捉えることが，胃癌の拾い上げにつながる．

【H. pylori未感染正常胃粘膜】

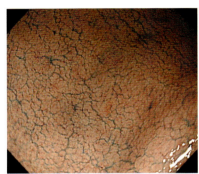
前庭部小彎

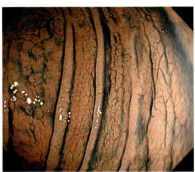
体下部小彎

　H. pylori未感染の正常粘膜では，胃小区の溝は浅く，きわめて狭いため，胃小区は目立たない．前庭部（幽門腺領域）では規則的なこまかいちりめん様の胃小区模様を呈する．一方，体部（胃底腺領域）ではひび割れ状の細かい胃小区模様を呈するが，前庭部よりも胃小区は視認しにくい．

【萎縮性胃炎】

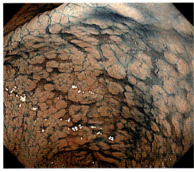
前庭部小彎

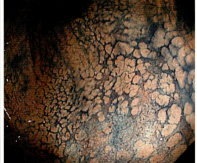
体下部小彎

　萎縮性胃炎の進行に伴い，前庭部，体部ともに胃小区間溝は深く，広くなり，明瞭な大小不同の胃小区模様を呈する．萎縮が高度となっている部位では胃小区模様は消失している．

a) 武知桂史，宮川晴雄，尾崎正行，他：胃底腺粘膜小区に関する内視鏡的検討―とくに慢性胃炎との関連において．Gastroenterol. Endosc. 26：194-200，1984

応用問題

- 50歳代，男性
- 健診目的で内視鏡検査を行った．*H. pylori* 除菌歴なし．

次の内視鏡画像を見て，胃炎の状態を診断してください．

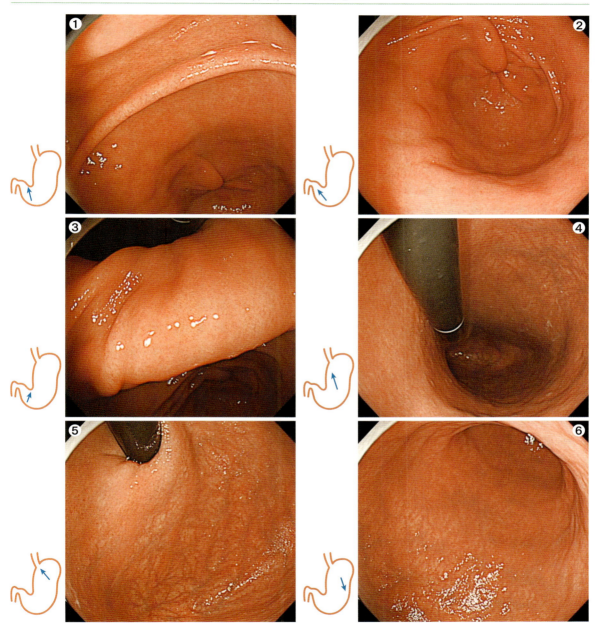

> **ヒント** どこに萎縮がありますか？

解 答 ①⑥ に注目します

体部は萎縮が強い　　　　　前庭部は萎縮がない

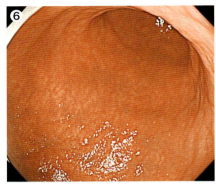
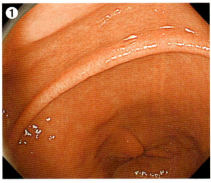

☞ これは！A 型胃炎？

- 体部から穹隆部にかけては強い萎縮を認めるが，前庭部の粘膜は凹凸がなくなめらかで光沢があり，萎縮は認めない．前庭部は幽門腺領域であり，「RAC なし＝萎縮」ではないことに注意する．
- このような通常の萎縮とは逆パターンを見た場合は，"A 型胃炎"をすぐに思い浮かべなくてはいけない．

☞ ガストリンを調べてみよう！

- ガストリン……… 5,500 pg/mℓ
- 抗胃壁細胞抗体……………… 陽性
- 抗内因子抗体………………… 陽性
- 血清 *H. pylori* 抗体………… 陰性
- 呼気テスト…………………… 陰性

A 型胃炎だ！

A 型胃炎（自己免疫性胃炎）と胃カルチノイド腫瘍

慢性胃炎は，通常よく目にする *H. pylori* 感染による B 型胃炎と，自己免疫機序による A 型胃炎に分類される．A 型胃炎の病態は胃底腺に対する自己抗体（抗胃壁細胞抗体，抗内因子抗体）による胃底腺の破壊である．その結果，胃底腺領域は強い萎縮を呈する．また，胃酸分泌が低下し，フィードバック機構により幽門腺領域の G 細胞からガストリンが過剰に産生される．ガストリンの刺激により胃底腺領域の内分泌細胞（ECL 細胞）が過形成を起こし，これが腫瘍化し，胃内に多発カルチノイド腫瘍が発生する．A 型胃炎を背景とする胃カルチノイド腫瘍は Rindi I 型に分類される（図 39, 40．Rindi 分類については p.165 参照）．一方，Rindi II 型はガストリン産生腫瘍を背景とし，Rindi III 型はガストリンと無関係に散発性に発生するものである．A 型胃炎はカルチノイド腫瘍の他に胃癌の合併も多く，内因子の欠乏からビタミン B_{12} 吸収障害をきたし，大球性貧血を伴うことがある．

〈A 型胃炎の"逆萎縮"に注目する〉

A 型胃炎は比較的まれであり，慣れていないと B 型胃炎と診断されてしまう．B 型胃炎の萎縮は前庭部から始まり口側に拡がっていくが，A 型胃炎は幽門腺に対する自己免疫機序はないことから前庭部には萎縮は伴わず，体部のみに強い萎縮を呈する．この状態を"逆萎縮"と表現する．A 型胃炎の発見のコツは，前庭部と体部の萎縮の差に注目することである．

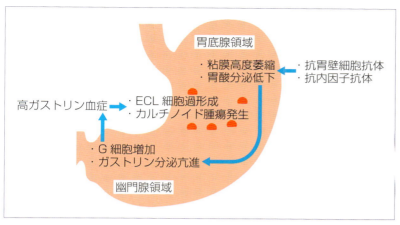

図39 カルチノイド腫瘍（Rindi I型）の発生機序

図の機序で，A型胃炎からカルチノイド腫瘍が発生する．一方，H. pylori 感染のB型胃炎の萎縮では，体部の萎縮に伴い胃酸分泌の低下を認めるが，幽門腺の萎縮も伴っており，幽門腺領域から分泌されるガストリンの上昇は軽度にとどまる．

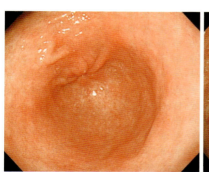
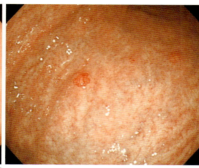
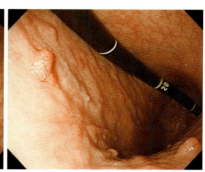
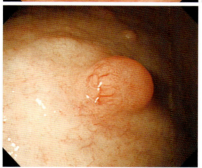

図40 A型胃炎に伴った多発カルチノイド腫瘍（Rindi I型）

体部粘膜は樹枝状の血管透見を認め，強い萎縮がある．しかし，前庭部は光沢がありつややかであることから，「萎縮なし」と判断する．よって，この症例は「A型胃炎」と診断する．A型胃炎に多発するポリープはカルチノイド腫瘍をまず考える．A型胃炎に伴うカルチノイド腫瘍は扁平隆起や山田II型ポリープ様などを呈し，色調も発赤，黄色，正色調と多様な病変像を示す．拡張する毛細血管を認める点が特徴的である．

〔平澤俊明：胃カルチノイド（応用編19）．渡辺 守，藤城光弘 編：画像で見ぬく消化器疾患 vol.1 上部消化管．144-147，医学出版，東京，2013[28])より引用〕

コラム　カルチノイド腫瘍とNET

1907年にOberndorferが，組織学的に低い細胞異型と特徴的な細胞配列を示し，臨床的には発育は緩徐で転移もなく良性の経過をとる腫瘍を"癌もどき"という意味である「カルチノイド」と命名し報告した．その後，カルチノイドは内分泌細胞と神経細胞に共通した形質を発現することが明らかになり神経内分泌腫瘍とも呼ばれるようになった．転移や浸潤などの悪性の経過をとる症例も多く報告されるようになり，カルチノイドという名称が不適切との議論があがり，2000年のWHO分類では，カルチノイドという病名は使われなくなった．2010年のWHO分類では内分泌系の性質と表現型を有する膵・消化器腫瘍を"neuroendocrine neoplasms（NEN）"と総称し，高分化のneuroendocrine tumor（NET）と低分化のneuroendocrine carcinoma（NEC）に分類され，さらにNETを細胞分裂像ないしKi67指数による細胞増殖能をもって Grade 1，2 に分類している（NET G1，NET G2）．

一方，本邦の「胃癌取扱い規約（第14版）」では，神経内分泌腫瘍はカルチノイド腫瘍と内分泌細胞癌に分類されており，カルチノイドの名称が使われている．

2 胃癌の分類と臨床的特徴

I 胃癌の分類

胃癌とは，胃粘膜の上皮から発生する悪性腫瘍である．大腸癌などと違い多彩な組織像を示す．まずは，その分類を説明する．

1 胃癌の組織型分類[29]

「胃癌取扱い規約（第14版）」[29]では図1のように分類され，乳頭腺癌（pap），管状腺癌（tub）が分化型胃癌，低分化腺癌（por），印環細胞癌（sig）が未分化型胃癌に亜分類される．粘液癌（muc）は，構成癌細胞の組織形態により分化型胃癌と未分化型胃癌に分類される（中村・菅野分類）．

分化とは成熟な組織に近づいていく細胞の変化のことであり，分化型胃癌（図2）は正常な腺管構造に類似した腺管構造を示すが，未分化型胃癌（図3）は腺管形成に乏しい．分化型胃癌と未分化型胃癌が混在する場合は量的に優勢な組織像に従う．分化型胃癌と未分化型胃癌では臨床的特徴，内視鏡像も違い，その発見のコツも違ってくる．

悪性上皮性腫瘍（一般型）

- a. 乳頭腺癌　papillary adenocarcinoma（pap）　【分化型】
- b. 管状腺癌　tubular adenocarcinoma（tub）
  - (1) 高分化　well differentiated（tub1）
  - (2) 中分化　moderately differentiated（tub2）
- c. 低分化腺癌　poorly differentiated adenocarcinoma（por）　【未分化型】
  - (1) 充実型　solid type（por1）
  - (2) 非充実型　non-solid type（por2）
- d. 印環細胞癌　signet-ring cell carcinoma（sig）
- e. 粘液癌　mucinous adenocarcinoma（muc）

図1 胃悪性上皮性腫瘍の組織分類
〔胃癌取扱い規約（第14版）[29]より引用〕

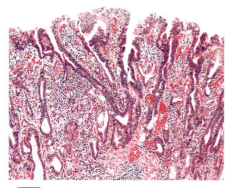

図2 分化型胃癌（腺管形成を示す癌）

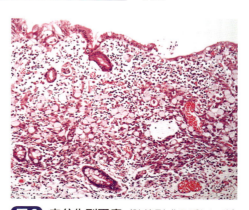

図3 未分化型胃癌（腺管形成の乏しい癌）

❷ 肉眼型分類（図4）[29]

癌の壁深達度が粘膜下層(図5)までにとどまる場合に多くみられる肉眼形態を「表在型(0型)」とし，固有筋層以深に及んでいる場合に多く示す肉眼形態を「進行型(1～4型)」とする．表在型は0-Ⅰ，0-Ⅱa，0-Ⅱb，0-Ⅱc，0-Ⅲに細分類される(図6～14)．混合型の表在型は，より広い病変から順に"＋"記号でつないで記載する．

癌が粘膜下層までに限局するものを早期癌と称し，リンパ節転移の有無を問わない．固有筋層以深に浸潤するものを進行癌と称する．

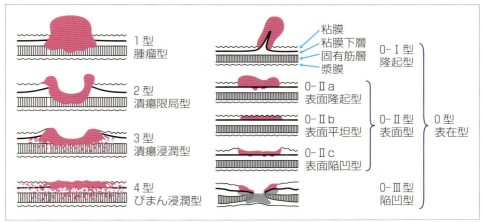

図4 肉眼型分類

〔胃癌取扱い規約(第14版)[29]より引用〕

❸ 壁深達度(T分類)（表1）[29]

表1 壁深達度(T分類)

- T1：癌の局在が粘膜(M)または粘膜下層(SM*)にとどまるもの
  T1a：癌が粘膜にとどまるもの(M)
  T1b：癌の浸潤が粘膜下層にとどまるもの(SM)
- T2：癌の浸潤が粘膜下層を越えているが，固有筋層にとどまるもの(MP)
- T3：癌の浸潤が固有筋層を越えているが，漿膜下組織にとどまるもの(SS)
- T4：癌の浸潤が漿膜表面に接しているかまたは露出，あるいは他臓器に及ぶもの
  T4a：癌の浸潤が漿膜表面に接しているか，またはこれを破って遊離腹腔に露出しているもの(SE)
  T4b：癌の浸潤が直接他臓器まで及ぶもの(SI)

*SMへの浸潤を亜分類する場合は，粘膜筋板から500μm未満のものをSM1あるいはpT1b1，それ以深をSM2あるいはpT1b2とする．

〔胃癌取扱い規約(第14版)[29]より引用〕

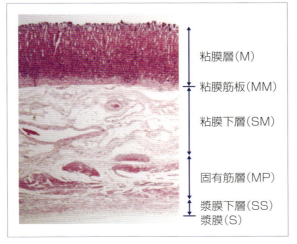

図5 胃壁の構造

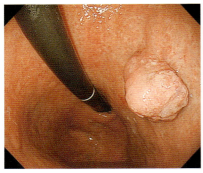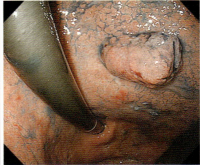

図6 表在型 0-Ⅰ

0-Ⅰは明らかな腫瘤状の隆起が認められ，隆起が3 mmより高いものである．

▶ 体中部前壁，0-Ⅰ，20 mm，tub1，T1b(SM)，UL(−)

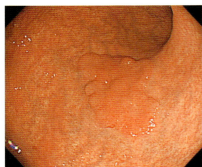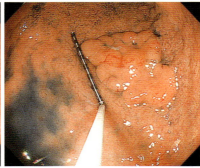

図7 表在型 0-Ⅱa

0-Ⅱaは低い隆起を認め，高さが2〜3 mmまでのものである．

▶ 体下部大彎後壁，0-Ⅱa，35 mm，tub1＞2，T1a(M)，UL(−)

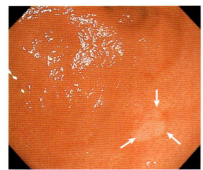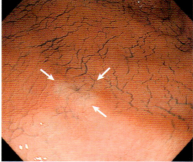

図8 表在型 0-Ⅱb

0-Ⅱbは，正常粘膜に見られる凹凸を超えるほどの隆起・陥凹が認められないものである．

▶ 胃角大彎，0-Ⅱb，4 mm，sig，T1a(M)，UL(−)

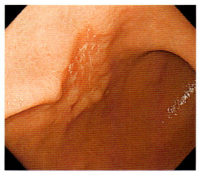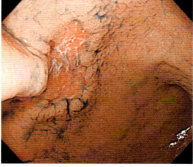

図9 表在型 0-Ⅱc

0-Ⅱcは，粘膜の浅い陥凹が見られるものである．

▶ 体下部前壁，0-Ⅱc，25 mm，tub2＞por，T1b(SM)，UL(+)

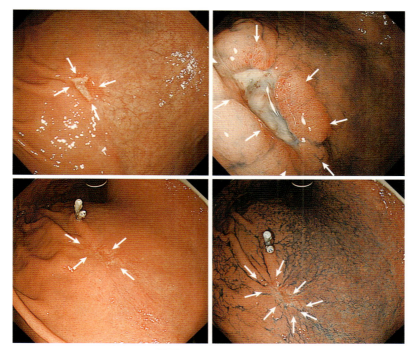

図10 表在型 0-Ⅲ

上段：0-Ⅲは，明らかに深い陥凹が認められるものである．一般的に癌の病巣部に消化性潰瘍を形成したものを示し，癌は潰瘍底には認めず，潰瘍の内縁にわずかに存在する．純粋な0-Ⅲはまれであり，多くは周囲に0-Ⅱcを伴っている．提示症例も潰瘍部分が0-Ⅲ，周囲の発赤は0-Ⅱである．
▶体中部前壁，0-Ⅲ+Ⅱc，18 mm，tub2，T1a(M)，UL(+)

下段：同一症例のPPI内服1カ月後；PPIを内服して1カ月すると潰瘍は消失し，0-Ⅱc病変となっている．このように癌の病巣内に形成された消化性潰瘍が治癒と再発を繰り返すことがあり，この現象を"悪性サイクル"と呼ぶ．

- 一方，癌性潰瘍とは，2型，3型進行胃癌に見られる潰瘍底が癌塊によって裏打ちされているものであり，PPI内服では改善しない．

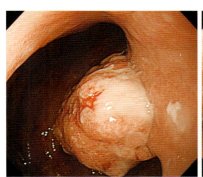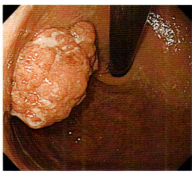

図11 進行型 1型（Type 1）

Type 1は明らかに隆起した形態を示し，周囲粘膜との境界が明瞭なものである．
▶体上部後壁，Type 1，38 mm，tub1＞pap，T2(MP)

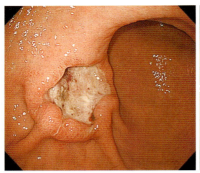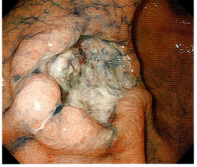

図12 進行型 2型（Type 2）

Type 2は周堤を伴う潰瘍性病変のうち，周堤と周囲との境界が明瞭なものである．周堤は急峻な立ち上がりを示す．
▶体下部大彎，Type 2，36 mm，por＞sig，T4a(SE)

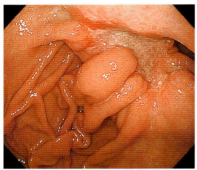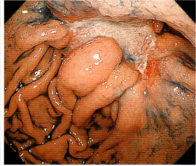

図13 進行型 3型（Type 3）

Type 3は周堤を伴う潰瘍性病変のうち，周堤と周囲の境界が不明瞭なものである．粘膜下で癌が浸潤していることが多い．
▶体中部大彎前壁，Type 3，55 mm，por＞sig，T4a(SE)

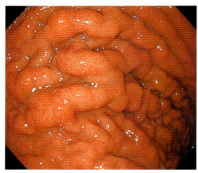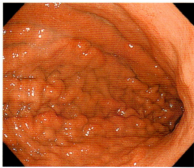

図14 進行型 4型（Type 4）

Type 4は著明な潰瘍形成も周堤もなく，壁肥厚，硬化を示し，非癌粘膜との境界が不明瞭なものである．
▶穹窿部〜前庭部，Type 4，180 mm，sig＞por，T4a(SE)

 表在型の進行癌

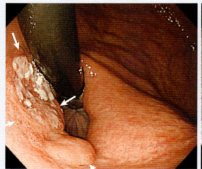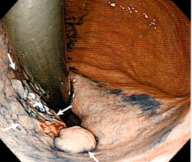

- 肉眼型分類は深達度と関わりなく判定し，深達度を必ず併記する．つまり肉眼型が表在型の0-Ⅱcであっても，深達度が固有筋層（MP）である場合は0-Ⅱc，T2(MP)と表現する．
- 左図では，噴門部小彎に扁平隆起性病変を認める．前壁側では陥凹面を形成している．未分化型胃癌で隆起を呈する場合は，深達度が深いことが多い．
▶噴門部小彎，0-Ⅱa+Ⅱc，22 mm，por，T2(MP)

Ⅱ 胃癌の発育進展様式と臨床的特徴

❶ 未分化型胃癌（図15～17）

　未分化型胃癌は腸上皮化生のない胃固有粘膜が発生母地となる．多くは胃底腺領域の腺頸部（細胞増殖帯）から発生して，腺頸部の基底膜を破壊し，腺管を形成せず，パラパラと粘膜固有層内に浸潤増殖する．発生初期では，粘膜中層のみを水平方向に進展するため，非癌上皮に覆われた0-Ⅱbを呈する．やがて細胞量が増加し密になると，細胞増殖帯や固有胃腺が破壊され，表層の腺窩上皮が脱落することにより，明瞭な断崖状の陥凹局面を形成する．背景粘膜は萎縮がなく，厚みのある粘膜であるため，病変の陥凹が深くなる[30),31)]．腺管が破壊されると陥凹面の粘膜模様は消失し，無構造となる．

　未分化型胃癌は腺管や基底膜の形成が弱いため，胃酸に対する防御機構が低下し，びらん，潰瘍や再生性変化を生じやすい[32)]．また，癌細胞に破壊されずに取り残された腺窩上皮や，びらん，潰瘍による再生上皮が島状に残存することがあり，"インゼル"と呼ばれる．初期には0-Ⅱbであるが，癌の垂直方向への進展に伴い陥

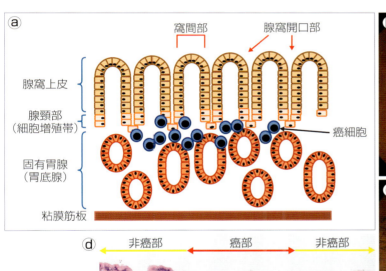
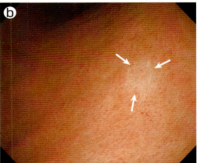
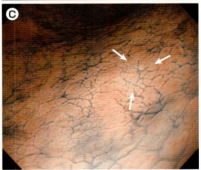

図15 未分化型胃癌の発育進展様式 ①

a：シェーマ；未分化型胃癌は萎縮のない胃底腺領域を発生母地とする．細胞増殖帯である腺頸部から癌細胞が発生し，基底膜を破り，粘膜中層を水平方向へ浸潤していく．
b，c：内視鏡像；凹凸がない褪色粘膜として認識され，粘膜模様も周囲と変化はない．胃角大彎，0-Ⅱb，3 mm，sig　T1a(M)，UL(-)
d：病理組織像；印環細胞癌は □ の中の粘膜中層（腺頸部）のみに存在しており，腺管が保たれている．

凹を形成する．隆起型を呈することはまれである．色調は基本的に褪色であるが，びらんや潰瘍の再生上皮部分は発赤を呈する．背景粘膜は萎縮に乏しく，背景と病変の色調の差は明瞭であることが多いため，小さな病変でも見つかることが多い．

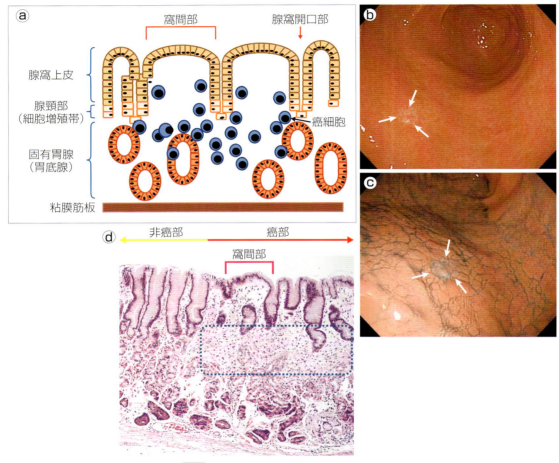

図16 未分化型胃癌の発育進展様式 ②

a：シェーマ；やがて癌細胞は垂直方向へ浸潤し，腺窩と胃底腺は破壊され減少する．窩間部は開大する．
b，c：内視鏡像；ごくわずかに陥凹する褪色粘膜として認識される．周囲粘膜よりも，胃小区がやや不明瞭となっている．前庭部大彎，0-Ⅱc，5mm，sig，T1a(M)，UL(－)
d：病理組織像；印環細胞癌は垂直方向に浸潤し，腺管が破壊され少なくなるため，窩間部が開大している．

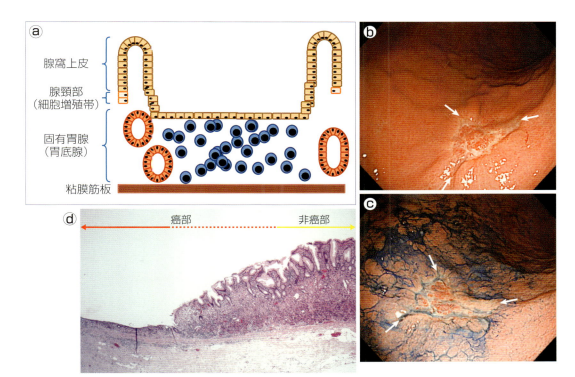

図17 未分化型胃癌の発育進展様式 ③

a：シェーマ；さらに胃底腺と腺窩が破壊されると，腺管が完全に消失する．陥凹面境界は明瞭な段差を形成する（断崖状）．

b，c：内視鏡像；潰瘍の治癒過程に生じた再生上皮を伴う褪色陥凹性病変．境界は断崖状である．再生上皮以外の部位では腺管構造は認めない．体中部大彎後壁，0-Ⅱc，23 mm，sig＞por，T1a(M)，UL(+)．

d：病理組織像；癌が存在する粘膜は菲薄化し，腺管が消失している．一方，非癌粘膜は萎縮がなく厚みがある．そのため，境界は断崖状となる．なお赤点線部は癌が表層に露出しておらず，粘膜中層のみに存在している．このように未分化型胃癌の辺縁側では癌が粘膜中層で進展していることがあり，範囲診断に注意が必要である．

コラム　トレーニングにより胃癌の発見率は向上するか？

　がん研有明病院では，研修の一環として若い医師の胃癌の発見率を忘年会で発表している．既知の病変を除く胃癌・胃腺腫の発見率は1.9〜6.5％であり，内視鏡医により発見率に差があるのが，実際のところである．ただ，研修により確実に発見率が向上してきており，研修も半年を超えると徐々に微小胃癌が発見できるようになることが多い．また，研修施設での2年間のトレーニングにより胃癌の発見率が0.4％から1.9％に改善したという報告もある[a]．

　内視鏡研修の整った施設でトレーニングする機会があれば望ましいが，なかなか専門的な指導を受ける機会が少ないことも実状と思われる．本書では日々レジデントに指導している内容を文面化し，できるだけ多くの症例を提示した．少しでも日常の内視鏡診療に役立てば幸いである．

a) Yamazato, T., Oyama, T., Yoshida, T., et al.: Two years' intensive training in endoscopic diagnosis facilitates detection of early gastric cancer. Intern. Med. 51; 1461-1465, 2012

> **さらに！詳しく** 未分化型粘膜内癌の NBI 拡大像

　われわれは，未分化型胃癌の粘膜内での癌の垂直方向への進展の程度は NBI 拡大像で推測することができることを報告した[33),34)]．癌が粘膜中層のみに存在して表面に露出しない場合は，範囲診断が難しいとされていたが，NBI 拡大で窩間部の開大に注目することにより範囲診断が可能となる[35)]．

【未分化型胃癌の垂直方向への進展と NBI 拡大像】
- 粘膜中層のみに癌が存在する場合は，腺管はやや減少するも保たれており，NBI 拡大では窩間部の開大の所見を呈する．表層近くまで癌が拡がると，腺管はさらに減少し，NBI 拡大では表面微細構造内に拡張，蛇行した血管を認める weavy-micro vessels の所見を呈する．さらに癌が全層まで拡がると腺管構造が完全に破壊され，NBI 拡大では表面微細構造が不明瞭化して，いわゆる cork screw pattern の血管が観察される[35)]．

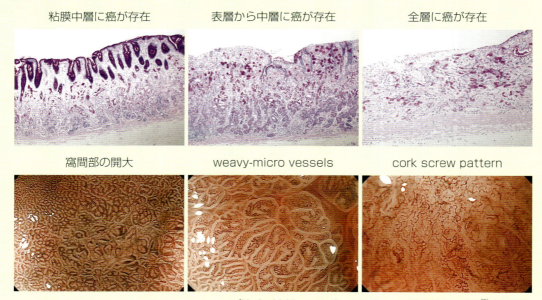

〔Horiuchi, Y., et al.: Gastric Cancer 19; 515-523, 2016[35)]より引用〕

【窩間部の開大による範囲診断】

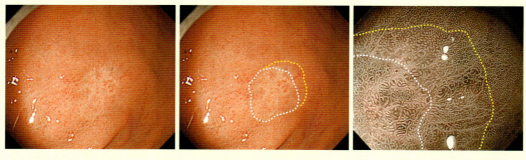

- 白色光では病変範囲を褪色陥凹で判断して，境界は白点線のようになる．
- 肛門側では NBI 拡大で窩間部の開大を読み取ると，黄色点線部分まで窩間部の開大を認め，0-Ⅱb 進展していることがわかる．
▶ 体下部大彎，0-Ⅱc+Ⅱb，15 mm，sig，T1a(M)，UL(−)

❷ 分化型胃癌（図18〜20）

　分化型胃癌は腸上皮化生粘膜を背景として発生する．腸上皮化生の細胞増殖帯は腺底部に位置し，ここから発生した分化型胃癌は，癌細胞が非癌腺管を連続性，膨張性に置換しつつ進展する[30]．このため，顆粒状，絨毛状などの腺管構造による粘膜模様がみられやすい．癌腺管が表層へ増殖を示すと隆起型を呈し，腺管が深部側へやや崩れながら増殖すると陥凹型を呈する．陥凹型では癌は胃小区の溝に沿って進展するため，辺縁は棘状に伸び出すような形態をとる．背景粘膜は萎縮により菲薄化していることから，陥凹は未分化型胃癌ほど段差が目立たず，陥凹境界は比較的なだらかである．また，陥凹周囲は過形成性変化をきたし，反応性隆起と呼ばれる．色調は発赤調から同色調を呈するが，扁平隆起型では白色調の病変も多い．背景の萎縮，腸上皮化生などの胃炎に紛れてわかりにくい病変も多い．

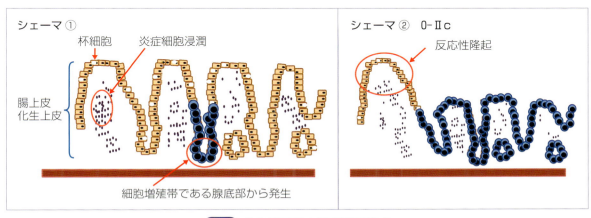

図18　分化型胃癌の発育進展様式

①：分化型胃癌は腸上皮化生上皮から発生する．腸上皮化生上皮では細胞増殖帯は，腺底部に位置する．腺底部から発生した癌細胞は基底膜を破壊せずに，既存の腺管構造を置き換えるように連続性に進展する．

②：癌細胞は表層に向かって発育し，0-Ⅱaの形態をとる場合と，少しずつ陥凹しながら0-Ⅱcの形態をとる場合がある．癌細胞の異型度，細胞密度，表層への指向性などによって形態は違う．いずれにしろ腺管形成しながら発育する．陥凹型の形態をとる場合は陥凹境界はなだらかで，辺縁の非癌部に反応性隆起を形成することがある．

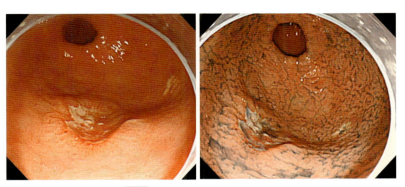

図19　分化型胃癌：内視鏡像
　前庭部大彎に発赤陥凹性病変を認める．一部粘液が付着している．陥凹境界はなだらかで，周囲は軽度隆起している．

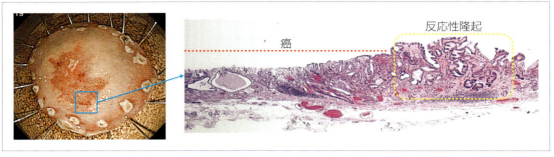

図20 分化型胃癌：病理組織像

病変の辺縁の病理像を示す．癌の範囲は赤点線で示す陥凹面のみであり，辺縁の隆起は過形成による反応性隆起である．

▶前庭部大彎，0-Ⅱc，12 mm，tub1＞tub2，T1a(M)，UL(－)

ここまで説明した分化型，未分化型の早期胃癌の臨床的特徴を表2に示す．

表2 分化型，未分化型の早期胃癌の臨床的特徴

	分化型(pap, tub1, tub2)	未分化型(por, sig)
年齢	高齢者に多い	比較的若年者に多い
性別	男女比は2：1	男女比は1：1
背景粘膜	腸上皮化生	萎縮のない胃底腺領域
色調	発赤，白色	褪色
肉眼系	Ⅱa，Ⅱcが多い	初期ではⅡb，進行するとⅡc Ⅱaはまれ
陥凹型の蚕食像	棘状，星芒状	断崖状
陥凹型の粘膜面	胃小区模様，細顆粒状	初期は窩間部の開大，進行すると無構造，インゼル
潰瘍形成	伴うことがある	よく伴う

コラム　本当に未分化癌？

　カンファレンスなどで，"未分化癌"という用語が誤って使われていることがある．"未分化癌"とは，「胃癌取扱い規約」では特殊型の悪性上皮性腫瘍に分類されており，"病巣のどの部分にも腺癌や扁平上皮癌などへの分化を示さない癌であり，胃癌においては例外的な組織型である"と記載されている．私もがん研有明病院で何千件という胃癌を見てきたが，胃の"未分化癌"は1例しか経験がない．一方，未分化型(本書では未分化型胃癌と記載)とは，低分化腺癌と印環細胞癌をまとめた分類法である(中村・菅野分類)．名称は似ているが，まったく違う病理組織像である．

　逆に必要のない"型"を入れる表現もよくみかける．
　　高分化型腺癌(誤)→高分化管状腺癌(正)
　　中分化型腺癌(誤)→中分化管状腺癌(正)
　　低分化型腺癌(誤)→低分化腺癌(正)

　分化に「型」をつける用法は，従来から用いられてきたもので誤りではないが，消化管においては中村・菅野分類との混同を避ける意味でも勧められない(取扱い規約にも「型」は使われていない)．用語は取扱い規約に準じて正しく使いたい(p.36 参照)．

第Ⅱ章

胃癌の見つけ方！

1 胃癌を見つけるために注目すべき所見

- 漫然と内視鏡をしても胃癌は見つかりません．病変によっては，きわめてわずかな所見を拾い上げる必要があります．気をつけるポイント，注目すべき所見など胃癌の発見のコツをわかりやすくまとめました．

2 見逃しやすい胃癌

- 胃癌を見逃さないために，内視鏡の死角になりやすい場所，見つけにくい病変について解説します．

1 胃癌を見つけるために注目すべき所見

> **胃癌を見つけるために注目する所見とは？**
> - 背景との関係
>   - 背景粘膜の胃炎の状態
>   - 周囲に同様の病変があるか？
> - 面（癌の領域）の所見
>   - 不整な形態
>   - 表面構造の変化
>   - 色調の変化
>   - 血管透見の消失
>   - 自然出血
> - 境界の所見
>   - 明瞭な境界
>   - 蚕食像（棘状，星芒状，断崖状）
>   - 辺縁隆起

I 背景との関係

❶ 背景粘膜の胃炎の状態（図1～10）

背景の胃炎の状況により，発生しやすい組織型，肉眼型，色調に特徴がある．

萎縮がない胃底腺領域や萎縮境界では未分化型胃癌が発生するため，褪色した粘膜や，褪色と発赤が混在する陥凹を探す．

一方，萎縮領域や腸上皮化生を認める部位では分化型胃癌が発生するため，発赤陥凹や白色から同色調の扁平隆起を探す．

> **観察のポイント**
> - 萎縮がない胃底腺領域，萎縮境界
>   - 未分化型胃癌の好発部位
>   ⇒ 褪色粘膜を探す！
> - 萎縮，腸上皮化生
>   - 分化型胃癌の好発部位
>   ⇒ 発赤陥凹，白色調の扁平隆起を探す！

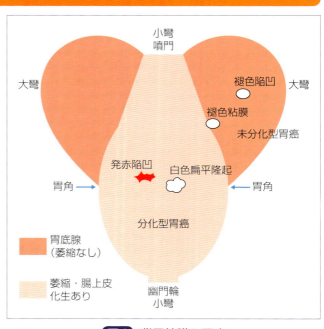

図1 背景粘膜と胃癌

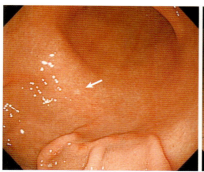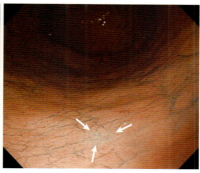

図2 背景粘膜：非萎縮①

背景粘膜に萎縮はなく，橙赤色の光沢のある粘膜である．小さな病変でも橙赤色の中にある褪色は視認しやすく，遠景からでも目立つ．近接してインジゴカルミンを散布すると，色調の変化のみでほとんど凹凸のない病変である．

▶ 体下部大彎，0-Ⅱb，2 mm，sig，T1a(M)，UL(−)

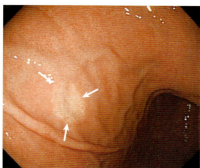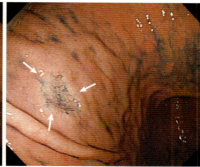

図3 背景粘膜：非萎縮②

背景粘膜は RAC を認め，萎縮のない胃底腺粘膜である．体中部前壁に境界明瞭な褪色陥凹性病変を認める．

▶ 体中部前壁，0-Ⅱc，20 mm，sig＞por，T1a(M)，UL(−)

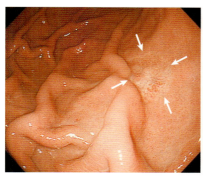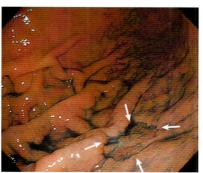

図4 背景粘膜：非萎縮③

背景粘膜はびまん性発赤，ひだの腫大・蛇行を認め H. pylori 現感染を示唆する所見であるが，萎縮は認めていない．褪色陥凹の中に再生上皮，インゼルによる発赤を認める．インジゴカルミンの散布では断崖状の陥凹を示す．

▶ 体中部大彎後壁，0-Ⅱc，20 mm，sig，T1a(M)，UL(−)

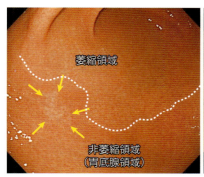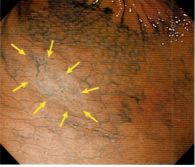

図5 背景粘膜：萎縮境界口側

萎縮境界（点線）のやや口側の胃底腺領域に褪色粘膜を認める．インジゴカルミンを散布すると軽度陥凹している．萎縮領域は鳥肌胃炎様である．

▶ 体下部大彎，0-Ⅱc，16 mm，sig，T1a(M)，UL(−)

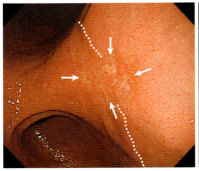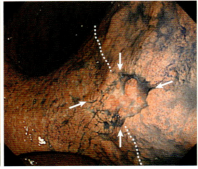

図6 背景粘膜：萎縮境界

背景粘膜はびまん性発赤を呈している．胃角後壁の萎縮境界（点線）上に褪色と発赤が混在している陥凹性病変を認める．未分化型胃癌は印環細胞癌だけで構成されるものは褪色が多いが，低分化腺癌が混在してくると褪色と発赤が混在することが多い．

▶ 胃角後壁，0-Ⅱc，20 mm，por＞sig，T1a(M)，UL(－)

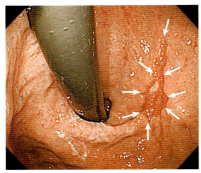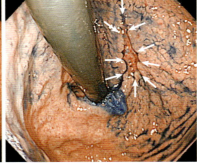

図7 背景粘膜：
萎縮・腸上皮化生 ①

背景は腸上皮化生が目立つ粘膜である．体上部前壁に強い発赤の陥凹性病変を認める．辺縁は棘状のはみ出しを呈している．

▶ 体上部前壁，0-Ⅱc，28 mm，tub1＞tub2，T1b(SM)，UL(－)

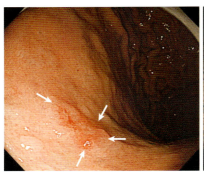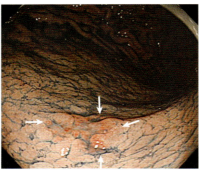

図8 背景粘膜：
萎縮・腸上皮化生 ②

背景粘膜は萎縮と腸上皮化生である．体上部後壁に不整形の発赤陥凹性病変を認める．境界は明瞭である．

▶ 体上部後壁，0-Ⅱc，12 mm，tub1＞tub2，T1a(M)，UL(－)

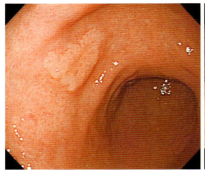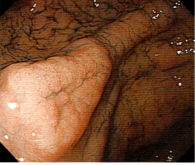

図9 背景粘膜：
萎縮・腸上皮化生 ③

背景は軽度の萎縮である．前庭部小彎前壁に境界明瞭な白色調の扁平隆起性病変を認める．中央はやや陥凹している．

▶ 前庭部小彎前壁，0-Ⅱa＋Ⅱc，15 mm，tub1，T1a(M)，UL(－)

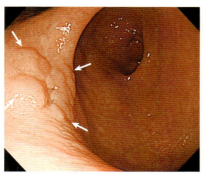
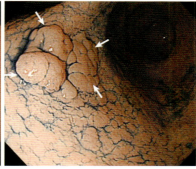

図10 背景粘膜：
萎縮・腸上皮化生④

背景は萎縮を呈している．境界明瞭な分葉状の扁平隆起性病変を認める．色調は周囲と同色調である．
▶ 胃角前壁，0-Ⅱa，15 mm，tub1，T1a(M)，UL(−)

❷ 周囲に同様の病変が多発しているか？（図11, 12）

単発の病変は癌を疑うが，多発している場合は胃炎やリンパ腫を考える．

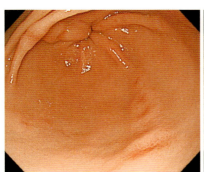
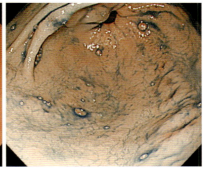

図11 多発病変：良性びらん

前庭部に発赤陥凹性病変が多発している．良性の隆起型びらんである．このように多発するものは癌の可能性は低い．

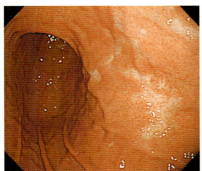
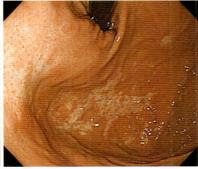

図12 多発病変：
MALT リンパ腫

地図状の褪色陥凹性病変が多発している．多発する褪色調の陥凹性病変はMALTリンパ腫を疑う．

1．胃癌を見つけるために注目すべき所見

II 面（癌の領域）の所見

陥凹面や隆起面または微細な表面構造など，病変の面の所見を詳細に観察する．内視鏡用語として面の領域が大きいことを，"領域性をもった"と表現し，癌を疑う所見の1つである．

1 不整な形態（図13, 14）

整・不整という言葉は内視鏡用語としてよく使われているが，その定義ははっきりしたものはなく，経験則で使っている場合が多く，その判定も個人差が大きい．一般的に，整とは円形や楕円形に近い形態を指し，不整とは左右非対称で凹凸している形態を示す．

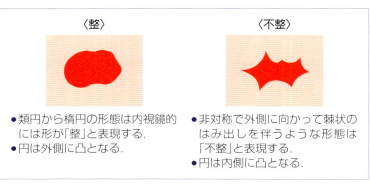

〈整〉
- 類円から楕円の形態は内視鏡的には形が「整」と表現する．
- 円は外側に凸となる．

〈不整〉
- 非対称で外側に向かって棘状のはみ出しを伴うような形態は「不整」と表現する．
- 円は内側に凸となる．

図13 整・不整のシェーマ

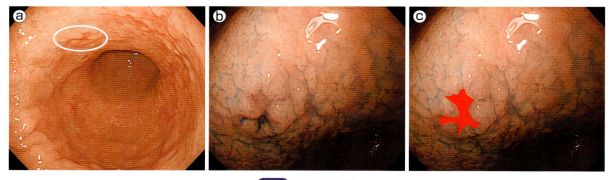

図14 不整な形態

a：背景粘膜は地図状発赤を認め，*H. pylori* 除菌後の状態である．地図状発赤の中から胃癌を探すのは難しい．○の発赤陥凹が不整な形態で目立つが，周囲にも同様の発赤陥凹が多発しており，通常観察では癌とは診断はできない．

b, c：インジゴカルミンを散布してよく観察すると，棘状のはみ出しを伴う不整な形の発赤陥凹を示し，癌を強く疑う．周囲が軽度隆起している点も癌を疑う所見である．

▶体中部小彎前壁，0-IIc，5 mm，tub1，T1a(M)，UL(−)

2 表面構造の変化（図15, 16）

まずはその症例の背景粘膜の状況（胃炎による胃小区の乱れなど）を把握し，背景と比較して粘膜表面構造の変化がある部位を探す．癌では胃小区が不明瞭となり，粘膜の光沢が消失していることが多い．また，分化型胃癌では，細顆粒状変化をきたすことがある．

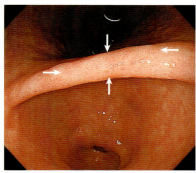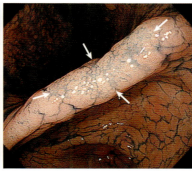

図15 表面構造の変化 ①

背景は萎縮性胃炎である．通常観察では病変を認識することは難しい．インジゴカルミンを散布すると，胃角小彎に胃小区が不明瞭化した細顆粒状の陥凹性病変を認め，癌と診断できる．

▶ 胃角小彎，0-Ⅱc，16 mm，tub1＞tub2，T1a(M)，UL(－)

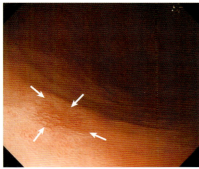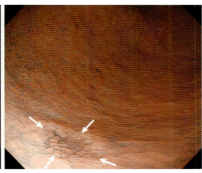

図16 表面構造の変化 ②

通常観察でも周囲の粘膜と比較して，微細な凹凸があることが認識できる．インジゴカルミンを散布すると，細顆粒状の粘膜構造が明瞭となる．細顆粒状の粘膜構造を呈する場合は，分化型胃癌を疑う．このような微小胃癌は近接観察しないと見逃してしまう．

▶ 体下部大彎，0-Ⅱc，5 mm，tub1，T1a(M)，UL(－)

❸ 色調の変化（図17〜21）

背景粘膜の色調との微細な違いを読み取る．未分化型胃癌では褪色調，分化型胃癌では発赤，同色調，白色調と多彩である．未分化型胃癌は背景に萎縮がないため，背景粘膜の色調は均一な橙赤色であり，小さな病変でも褪色の変化は捉えられやすい．しかし，分化型胃癌は背景に萎縮，腸上皮化生があり，背景粘膜の色調が多彩で均一でないことから，色調の変化だけでは癌の発見が困難な症例もある．

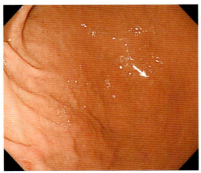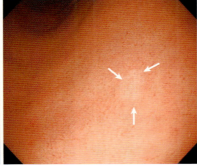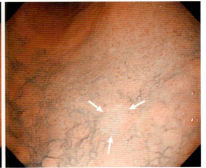

図17 色調の変化 ①

背景粘膜に萎縮はなく，慣れてくると遠景からでも褪色粘膜が目につく．近接すると凹凸のない褪色粘膜であり，色調以外の粘膜表面構造の変化は認めない．

▶ 胃角大彎，0-Ⅱb，3 mm，sig，T1a(M)，UL(－)

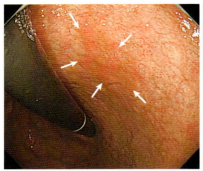 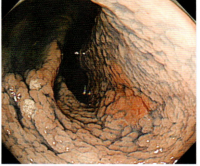

見上げ像 　　　　　　　　　　　　　見下ろし像

図18 色調の変化 ②

　通常観察では，萎縮粘膜内に周囲より軽度発赤した領域性のある粘膜を認める．血管透見が消失している点も癌を疑うポイントである．インジゴカルミン散布像では，病変周囲は胃小区の溝にインジゴカルミンが溜まり，青色調となる．しかし，病変内は胃小区が不明瞭であり，インジゴカルミンの溜まりが少なく，発赤を保ったままである．そのため，周囲と病変の色調のコントラストが明瞭となる．

▶体上部小彎，0-Ⅱb，18 mm，tub2，T1a(M)，UL(−)

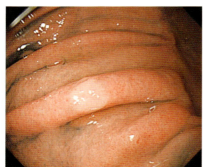 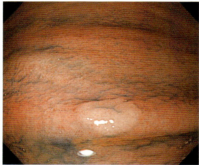

図19 色調の変化 ③

　幽門側胃切除後の残胃である．背景は残胃炎で発赤しているが，体部大彎に境界明瞭な白色調の粘膜を認める．インジゴカルミンの散布で若干隆起していることがわかる．白色扁平隆起は腺腫または超高分化腺癌を疑う．

▶残胃体部大彎，0-Ⅱa，6 mm，tub1(very well diff.)，T1a(M)，UL(−)

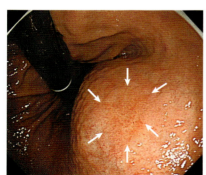 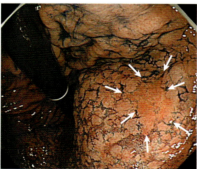

図20 色調の変化 ④

　背景粘膜は萎縮と腸上皮化生を認める．体中部後壁に周囲より若干黄色調の粘膜を認める．インジゴカルミン散布により，病変内の胃小区模様が消失していることがわかり，境界が明瞭となる．分化型胃癌では周囲より若干黄色調の色調変化で気がつく病変も多い．

▶体中部後壁，0-Ⅱc，12 mm，tub1，T1a(M)，UL(−)

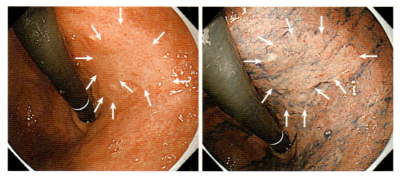

図21 色調の変化⑤

背景はびまん性発赤を呈している．体上部小彎に周囲より若干黄白色調の粘膜を認める．通常観察では病変の色調変化を全周で確認することはできないが，明らかに境界を形成している部位があり，この時点で癌を疑う．インジゴカルミンを散布すると境界は全周で明瞭となる．背景粘膜の色調は個人差が大きい．癌を見つけるには，その症例の背景粘膜と比較して，わずかな変化を認識しなくてはいけない．

▶体上部小彎，0-Ⅱa，25 mm，tub1>tub2，T1a(M)，UL(−)

❹ 血管透見の消失（図22，23）

萎縮に伴い粘膜下層の血管が透見できるようになるが，そこに腫瘍ができると腫瘍の厚みや細胞密度の増加により，血管透見が消失する．背景に血管透見が目立つ症例では，血管透見が消失している部位に注意して観察する．

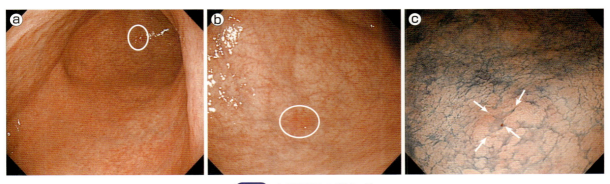

図22 血管透見の消失①

a，b：背景粘膜はO-3の萎縮であり，全体的に血管透見を認める．胃角大彎に血管透見が消失した発赤粘膜を認める(○)．

c：インジゴカルミン散布では陥凹性病変であると認識できる．周囲に同様の病変はなく単発である点，インジゴカルミン散布の刺激で小さな出血が出現した点も癌を疑う所見である．

▶胃角大彎，0-Ⅱc，3 mm，tub1，T1a(M)，UL(−)

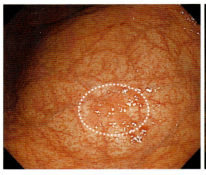 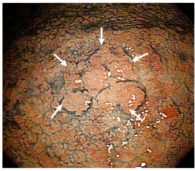

図23 血管透見の消失 ②
　背景粘膜は強い萎縮があり，血管透見を認める．体中部前壁に血管が不明瞭となる部位があり，癌とまでは診断できないが，周囲と違うという認識はもてる．インジゴカルミンを散布すると扁平隆起性病変であると認識でき，癌と診断できる．
▶ 体中部前壁，0-Ⅱa，12 mm，tub1，T1a(M)，UL(−)

⑤ 自然出血（図24, 25）

　癌は正常組織よりも脆弱であり，易出血性である．内視鏡挿入時より出血していることもあれば，送気や洗浄の刺激で出血することもある．この出血により見つかる癌も多い．

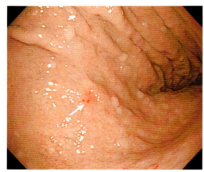 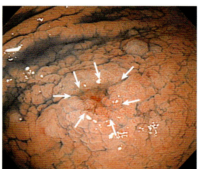

図24 自然出血 ①
　背景は腸上皮化生による白色隆起が目立つ．体上部大彎に鮮血が付着した発赤陥凹性病変を認める．鮮血は遠景からでも目立つため，微小胃癌発見の契機となることが多い．
▶ 体上部大彎，0-Ⅱc，6 mm，tub1，T1a(M)，UL(−)

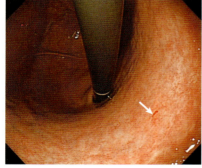 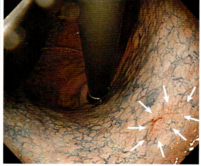

図25 自然出血 ②
　通常観察では萎縮内に小さな鮮血の付着を認める．これだけでは癌とは診断できないが，癌による自然出血を疑い詳細に観察する．インジゴカルミンを散布しても範囲診断は難しいが，胃小区が消失した→の範囲が病変であった．この病変は自然出血がないと病変の拾い上げは困難である．
▶ 体中部小彎，0-Ⅱb，5 mm，tub1，T1a(M)，UL(−)

Ⅲ 境界の所見

　胃癌は粘膜表層の上皮から発生する悪性腫瘍である．そのため癌は粘膜表層に露出しており，非癌部と明瞭な境界を形成する．粘膜表面に癌が露出せずに粘膜中層のみに癌が存在する印環細胞癌や，中分化管状腺癌の手つなぎ癌では境界が不明瞭となるが，これは例外的なものであり，基本的には癌は境界を形成すると理解してかまわない．境界を全周に追えない癌もあるが，一部には明瞭な境界を有することが多い．逆に言うと，境界が全周にわたり不明瞭なものは癌ではない可能性が高くなる．

比較！ 良性病変の境界

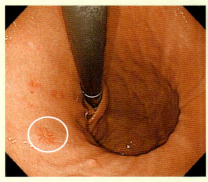 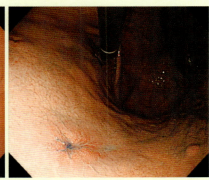

- 体上部小彎後壁に発赤した陥凹性病変を認める（○）．病変は発赤と開大した腺窩開口部が目立つが，辺縁では徐々に背景粘膜に移行している．境界は不明瞭であり，良性びらんと診断する．周囲に同様の病変が多発している点も良性を支持する所見である．

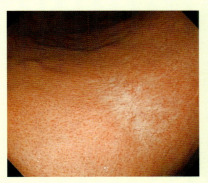

- 体下部小彎前壁よりに褪色粘膜を認める．褪色は辺縁に向かって徐々に薄くなっており，的確に境界をたどることは難しい．良性潰瘍瘢痕（S2）と診断する．
- 体部小彎の潰瘍瘢痕は，ひだ集中像はなく，周囲から緩やかに変化する褪色を呈することが多い．

① 蚕食像（図26）

　胃癌を探すには境界が重要である．陥凹型胃癌と非癌粘膜の境界は虫食い状に不整になっており，"蚕食像"と表現される．蚕食像とは"かいこが桑の葉を食べるように，片端からだんだんと侵していく様"を示し，胃癌診断のもっとも重要な所見である．

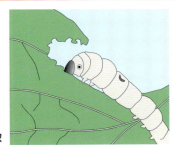

図26　蚕食像

1）未分化型胃癌（図27, 28）

　未分化型胃癌では，断崖状で明瞭な陥凹境界を示す．未分化型胃癌の発生母地の背景粘膜は萎縮がなく，厚みのある粘膜であり，病変の陥凹が深くなるためである．

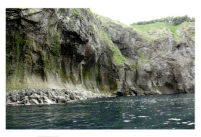

図27　断崖状のイメージ

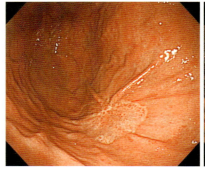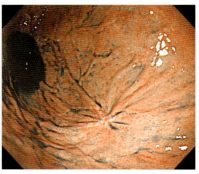

図28　未分化型胃癌の蚕食像：断崖状

　背景粘膜はびまん性発赤を認め，*H. pylori* 現感染の所見であるが，病変の背景粘膜には萎縮を伴っていない．病変は褪色陥凹性病変であり，一部発赤を伴っている．陥凹境界はカッターで切ったように直線的で明瞭な段差を呈しており，"断崖状"と表現する．未分化型胃癌の典型的な蚕食像の所見である．
▶体上部前壁大彎，0-IIc, 35 mm, por＞sig, T1b（SM）, UL（＋）

2）分化型胃癌（図29〜31）

　分化型胃癌では，バラの棘または星の光のような辺縁境界を形成し，棘状，星芒状と呼ばれる．背景粘膜は萎縮で薄くなっているため，陥凹は未分化型胃癌ほど段差が目立たず，陥凹境界は比較的なだらかでやや不明瞭となる．また，陥凹周囲は反応性隆起と呼ばれる過形成性変化を認めることがある．

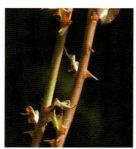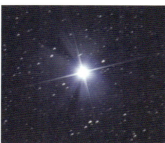

図29　棘状（左），星芒状（右）のイメージ

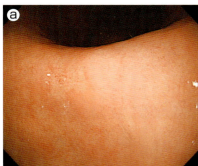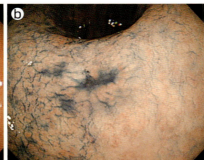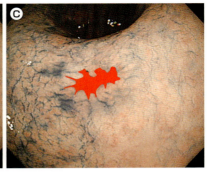

図30 分化型胃癌の蚕食像：棘状，星芒状

a：背景粘膜は萎縮と腸上皮化生を認める．通常観察では周囲よりやや白色調の陥凹面を認めるが，蚕食像ははっきりしない．

b，c：インジゴカルミンを散布すると，陥凹境界が外側に針のように飛び出している所見を認め，"棘状"，"星芒状"と表現される．これは典型的な分化型胃癌の蚕食像である．癌は胃小区の溝に沿って進展するため，辺縁はこのように棘状に伸び出すような形態をとる．陥凹面全体としては不整な形態である．辺縁の非癌部は軽度の反応性隆起を伴っている．分化型胃癌は未分化型胃癌と違い，インジゴカルミンを散布しないと蚕食像がはっきりしないことが多い．

▶ 前庭部小彎，0-Ⅱc，12 mm，tub1，T1a(M)，UL(−)

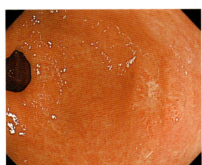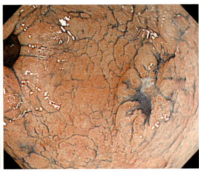

図31 分化型胃癌の蚕食像：反応性隆起が目立つ症例

この症例は棘状の蚕食像の他に，陥凹周囲の隆起が目立つ．これは癌による隆起ではなく，反応性にできた過形成性変化である．反応性隆起も癌を疑う所見の1つである．

▶ 前庭部後壁，0-Ⅱc，10 mm，tub1，T1a(M)，UL(−)

コラム　アニサキス

　ある早朝，突然の心窩部痛で目が覚めた．今までに経験がない強い痛みであった．手持ちのPPIを内服しても，ロキソニンを内服しても良くならない．虫垂炎の初期症状？ または下壁の心筋梗塞？ などと鑑別診断をあげてみたが，ふと昨晩友人と寿司を食べたことを思い出し，"アニサキスだ"と自己診断した．しめサバを軽く炙ってもらって食べたのである．痛みをこらえて，自分の病院に行き，同僚に内視鏡をしてもらうと，予想どおり胃壁に喰いついているアニサキスがいた．鉗子で除去してもらうと，嘘のように痛みは引いた．アニサキスは酢でしめても死なず，加熱や冷凍処理（−20℃，24時間以上）により感染性を失う．知ってはいたが，自分がやられるとは思ってもいなかった．しかし，"のど元過ぎると熱さ忘れる"のことわざのとおり，懲りずにまた美味しいしめサバを食べてしまう．

　なお，1999年の食品衛生法の改正で，アニサキスによる食中毒が疑われる患者を診断した医師は，24時間以内に最寄りの保健所に届け出ることが必要であるとされているが，2015年度の届け出件数は127件と少なく，届け出は徹底されていないようである．

2 見逃しやすい胃癌

胃癌見逃しの2つの要因

1つは病変が内視鏡で観察しにくい"部位"の問題，もう1つは胃癌自体が胃炎に紛れて見つかりにくい形態を呈している"病変"の問題である．

I 見落としやすい部位
- 噴門部小彎 … 内視鏡に隠れる
- 体部後壁，胃角後壁 … 接線方向になりやすい
- 体部大彎 … 伸展不良でひだの間に隠れる
- 前庭部 … 蠕動運動や収縮輪に隠れる

II 見つけにくい病変
- 微小胃癌
- 0-IIb病変
- 胃炎類似型胃癌

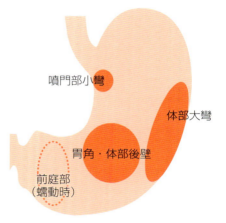

【見落としやすい部位】

I 見落としやすい部位

① 噴門部小彎（図32, 33）

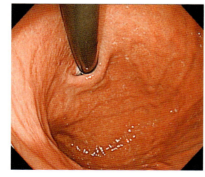 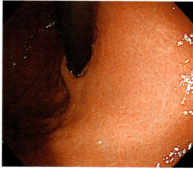 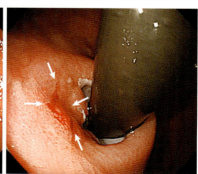

図32 噴門部小彎 ①

前後壁からの観察では噴門部の真小彎の病変は内視鏡に隠れて見えない．内視鏡をJターンで小彎側に入り込むように観察すると，陥凹性病変が認識できた（→）．とくに食道裂孔ヘルニアがない症例では噴門部真小彎は観察しにくく注意が必要である．
▶噴門部小彎，0-IIc，6mm，tub1，T1a(M)，UL(−)

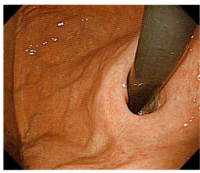
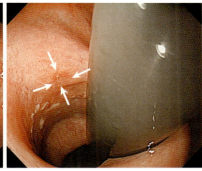
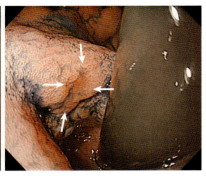

図33 噴門部小彎②

一見，噴門部小彎は何もないように見えるが，さらに近接して噴門部小彎前壁寄りを観察すると小さな発赤陥凹を認めた．噴門部はここまで近接して観察する必要がある．
▶噴門部小彎前壁寄り，0-Ⅱc，4 mm，tub1，T1a(M)，UL(－)

❷ 体部後壁，胃角後壁（図34，35）

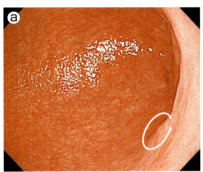
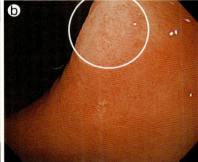
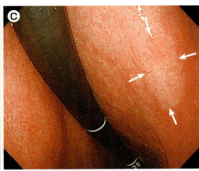
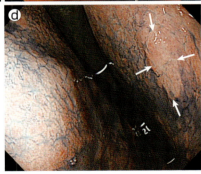

図34 体下部後壁

a：○印の部位は体下部後壁は見下ろしの観察だと，接線方向となり病変は視認しにくい．
b：反転観察では，距離が取れずに全体像が見えない．
c，d：内視鏡を強く押し込んで反転観察すると，周囲よりやや白色調の若干隆起した病変の全体像が見える（→）．内視鏡を反時計回りにひねり，左アングルをかけて，軽く脱気すると正面視でとらえることができる．体下部後壁はこのように意識して内視鏡を押し込んで反転しないと死角になってしまう．
▶体下部後壁，0-Ⅱa，12 mm，tub1，T1a(M)，UL(－)

コラム　胃癌はどのくらい見つかるか？

胃癌の発見率は，母集団によって異なる．胃癌のリスクが高い *H. pylori* 感染を伴う高齢男性が多い母集団では，胃癌の発見率は高くなるが，*H. pylori* 感染が少ない若年者中心の母集団では胃癌はなかなか見つからない．症状がない症例を中心とした内視鏡検診の胃癌発見率は 0.22％と報告されている（平成25年度消化器がん検診全国集計）．がん専門病院では，同時性，異時性の多発病変がよく見つかるため，一般病院より発見率は高くなる．

がん研有明病院で 2015 年 3 月～5 月までに 2,459 件の上部消化管内視鏡を行い，既知の病変を除く胃癌，胃腺腫の発見は 73 症例（3.0％）であった．

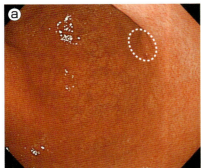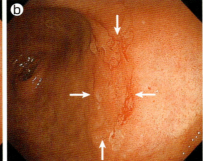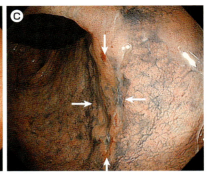

図35 胃角後壁（見逃し症例）
a：胃角後壁が凹凸がやや目立つ（○）が，接線方向であり，病変は認識できなかった．
b, c：1年後の観察では，易出血性のやや厚みのある発赤陥凹性病変を認めた（→）．
▶胃角後壁，0-Ⅱc，22 mm，tub2，T1b（SM），UL（−）

❸ 体部大彎（図36）

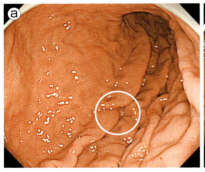

伸展不足　　　十分な伸展

図36 体部大彎
　体部大彎はひだに隠れて病変が見落とされがちである．aのように伸展が不十分であると病変は認識できない（○）．bのように大彎をよく伸展させると，病変を見逃すことはない．大彎のひだが平行に走行する程度まで伸展させる必要がある．
▶体中部大彎，0-Ⅱc，30 mm，sig，T1a（M），UL（+）

❹ 前庭部（蠕動）（図37）

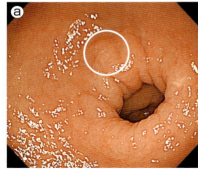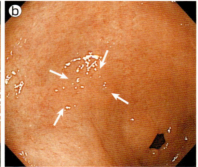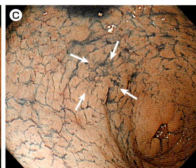

図37 前庭部（蠕動）
a：前庭部は激しい蠕動を認めることが多い．○部分の病変は蠕動のため認識できない．
b, c：蠕動が止まった後に観察すると前庭部小彎の0-Ⅱcを認識できる．
▶前庭部小彎，0-Ⅱc，8 mm，tub1，T1a（M），UL（−）

Ⅱ 見つけにくい病変

❶ 微小胃癌（図38, 39）

5 mm 以下の癌は微小胃癌と定義され，癌の特徴的な所見が乏しくなり発見が難しくなる．しかし，詳細に観察することにより，癌の所見の拾い上げが可能となる．

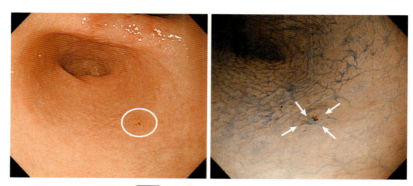

図38 微小胃癌 ① : 分化型

　前庭部は大彎後壁にヘマチンが付着したびらんを認める（○）．インジゴカルミンを散布すると周囲にも沢山の陥凹が認識できるが，色調がやや黄白色調であり，棘状の蚕食像（→）を伴うことから癌を疑う．
▶前庭部大彎後壁，0-Ⅱc，3 mm，tub1，T1a(M)，UL(−)

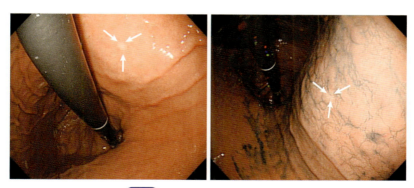

図39 微小胃癌 ② : 未分化型

　未分化型胃癌は背景粘膜が萎縮していないため，慣れてくると小さな病変（→）でも見つけられるようになる．この症例は *H. pylori* 未感染症例であり，炎症がなく，通常観察で遠景からでも病変を見つけやすい．しかし，このように色調の変化のみで凹凸の変化がない病変では，インジゴカルミンを散布すると視認性が悪くなることがある．
▶体中部後壁，0-Ⅱb，2 mm，sig，T1a(M)，UL(−)

❷ 0-Ⅱb 病変（図40, 41）

　0-Ⅱb のみで構成される病変は1％程度とまれな肉眼型であり，凹凸の変化がないため，拾い上げが困難である[36), 37)]．領域性のある色調の変化，萎縮粘膜内の血管透見の消失，自然出血や洗浄に誘発される出血，胃小区模様の変化に注意して観察することにより，拾い上げが可能となる．

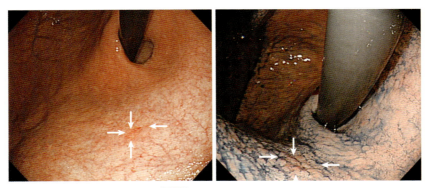

図40 0-Ⅱb 病変①

　背景粘膜は強い萎縮があり，血管透見を認める．体上部前壁に血管透見が消失した淡い発赤を認める（→）．また，鮮血の付着があり，これも癌を疑う所見である．インジゴカルミン散布により，色素のはじかれた領域として，発赤面がはっきりと視認できる．
▶体上部前壁，0-Ⅱb, 3 mm, tub1, T1a(M), UL(−)

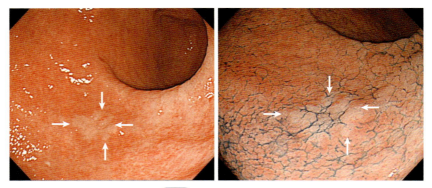

図41 0-Ⅱb 病変②

　背景粘膜は腸上皮化生によりまだらに白色調となっている．胃角大彎に領域性をもった白色調の粘膜を認める（→）．周囲の腸上皮化生よりもやや強い白色であり，領域性があることから癌を疑う．インジゴカルミン散布により，凹凸がない病変であることがわかる．
▶胃角大彎，0-Ⅱb, 8 mm, tub1, T1a(M), UL(−)

❸ 胃炎類似型胃癌（図42，43）

　胃炎と胃癌の鑑別が難しい"胃炎類似型"の胃癌を時々経験する[38]．ほとんどが分化型胃癌であり，背景に強い胃炎を伴っている．インジゴカルミンを散布して，粘膜表面構造の変化を詳細に観察する必要がある．

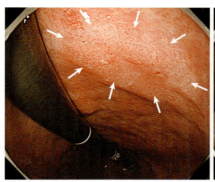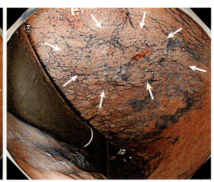

図42　胃炎類似型胃癌 ①
　背景粘膜はびまん性発赤と萎縮を認める．周囲の粘膜と比べるとやや黄白色調の境界不明瞭な粘膜を認める．インジゴカルミンを散布すると，粗糙で細顆粒状の粘膜構造を呈し，境界がやや明瞭となってくる．インジゴカルミン散布の刺激で，出血が誘発されている点も癌を疑うポイントである．
▶体下部後壁，0-Ⅱb，20 mm，tub1，T1a(M)，UL(−)

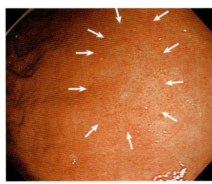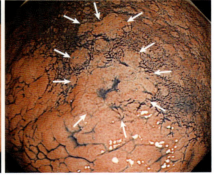

図43　胃炎類似型胃癌 ②
　背景粘膜は萎縮を認める．通常観察では病変の認識は困難であるが，萎縮境界の萎縮側に周囲よりやや発赤点が目立つ粘膜面を認める．インジゴカルミンを散布すると，萎縮のこまかい粘膜模様が消失した部位として病変が認識できる．
▶体中部前壁，0-Ⅱb，18 mm，tub1，T1a(M)，UL(−)

Ⅲ 癌の診断能力を上げる魔法の薬 ― インジゴカルミン

インジゴカルミンの散布で見つかる病変は意外と多い．散布して観察しても，30秒～1分程度しかかからない．萎縮や腸上皮化生を認める部位は，インジゴカルミンを散布して観察することをお勧めする．

インジゴカルミン散布で見つかった病変

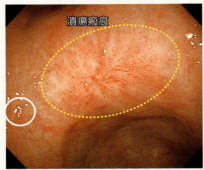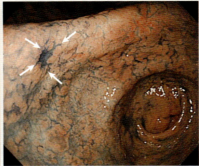

図44

背景は萎縮粘膜であり，胃角小彎に潰瘍瘢痕を認める（黄点線）．通常観察では○部分の癌は認識できない．インジゴカルミンを散布すると，棘状の蚕食像を伴う陥凹性病変（→）を認め，分化型胃癌と診断できる．

▶胃角小彎前壁，0-Ⅱc，5mm，tub1，T1a(M)，UL(－)

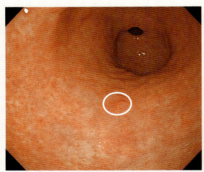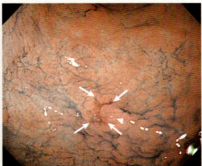

図45

背景は粘膜の凹凸が目立つ萎縮粘膜である．通常観察では○の部位の凹凸は認識できるが，周囲も凹凸が目立つため病変に気がつかなかった．インジゴカルミンを散布すると，凹凸の中に棘状の蚕食像を伴う陥凹性病変（→）が認識できる．分化型胃癌と診断できる．

▶前庭部大彎，0-Ⅱc，4mm，tub1，T1a(M)，UL(－)

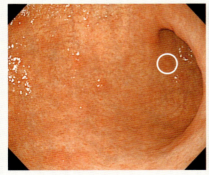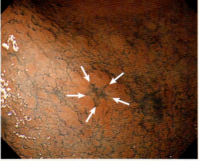

図46

背景は萎縮粘膜であり，斑状の発赤が多発している．通常観察では○部の癌は認識できなかった．インジゴカルミンを散布すると，斑状の発赤のうち，胃角大彎前壁の発赤に棘状の蚕食像（→）を認め，分化型胃癌と診断できる．

▶胃角大彎前壁，0-Ⅱc，4mm，tub1，T1a(M)，UL(－)

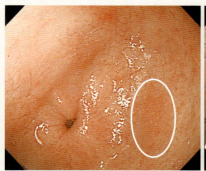 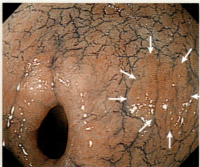

図47
通常観察では前庭部後壁にややくすんだ発赤粘膜（○）を認めるが癌と認識はできない．インジゴカルミン散布により病変部位の胃小区が不明瞭となり，細顆粒状の粘膜構造（→）を呈していることから癌と診断できる．
▶ 幽門前部後壁，0-Ⅱb，6 mm，tub1，T1a(M)，UL(−)

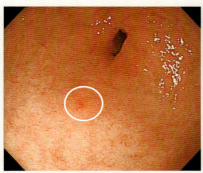 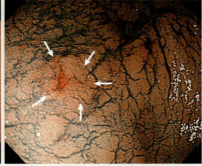

図48
背景は萎縮粘膜であり，通常観察では病変は認識できない（○）．インジゴカルミン散布の刺激で病変から出血が誘発された．インジゴカルミン散布により粘膜表面の微細な変化の観察が可能となり（→），病変は周囲より細顆粒状を呈していることがわかる．また色調も発赤が際立ってくる．
▶ 胃角大彎，0-Ⅱb，3 mm，tub1，T1a(M)，UL(−)

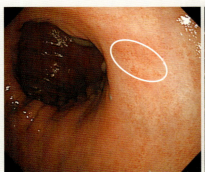 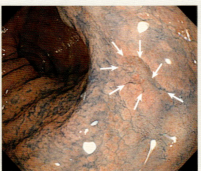

図49
胃癌に対して幽門側胃切除，Roux-en-Y 再建後．背景は萎縮と腸上皮化生を呈する．通常観察では体部後壁にやや白色調の粘膜（○）を認めるが，腸上皮化生と区別がつかない．インジゴカルミンの散布により境界明瞭な陥凹面（→）が認識できるようになる．
▶ 残胃体部後壁，0-Ⅱc，6 mm，tub1＞tub2，T1a(M)，UL(−)

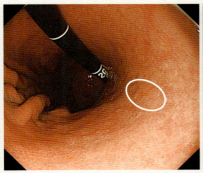 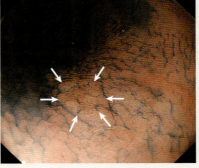

図50
萎縮と腸上皮化生を伴う背景粘膜である．体下部小彎前壁寄りに軽度の凹凸（○）を認めるが，通常観察では病変の拾い上げは困難である．インジゴカルミンの散布により中央がやや陥凹した扁平隆起性病変（→）であると認識できる．
▶ 体下部小彎，0-Ⅱa，7 mm，tub1＞tub2，T1a(M)，UL(−)

コラム　胃粘液の洗浄

　胃に付着する粘液は，癌の見落としの原因の1つとなる．胃粘膜に付着している粘液や泡を丹念に洗浄してきれいにしないと，微小病変はもちろん，大きな病変も見逃してしまうことがある．またインジゴカルミンは粘液に絡みついてしまい，粘膜表面の構造の認識ができなくなるため，インジゴカルミンを散布する前にはよく粘液を洗浄することが重要である．

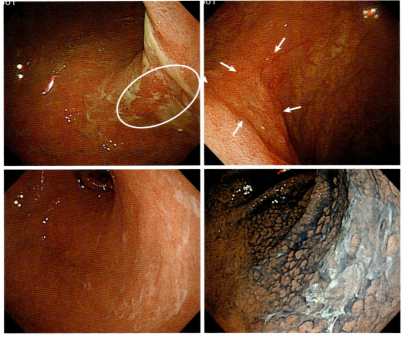

【粘液除去によって認識された胃癌】
- 粘液の付着が多い *H. pylori* 現感染の症例である．左図の粘液洗浄前は胃癌を認識することは困難である．時間をかけて粘液を洗い落とすと右図のように病変が認識される．
▶ 体上部後壁，0-Ⅱc，30 mm，tub1＞tub2，T1b(SM)，UL(＋)

- 粘液が付着した状態でインジゴカルミンを散布しても，粘液にインジゴカルミンが絡みついて，胃小区模様は明瞭に描出できない．

　一般的には，水道水にガスコン®を少量混ぜたものを20 mℓのシリンジを用いて，鉗子口から注入して胃内の洗浄を行うことが多い．しかし，粘液が多い症例ではシリンジでの洗浄は大変骨が折れる．がん研有明病院では，内視鏡送水装置であるウォーターブリーズ®を用いて，胃内の洗浄を行っている．フットペダルを踏むだけで700 mℓ/minの送水が可能であり，効率的に胃内を洗浄でき，一度使うと手放せなくなる．

　洗浄するときのポイントは，まず最初に胃内を十分に洗浄することである．内視鏡を前庭部まで進め前庭部を洗浄し，その後に反転して口側に内視鏡を引きながら，体部，穹窿部を洗浄する．そして反転した状態で体上部大彎に溜まった洗浄液を粘膜面を傷つけないように注意して吸引してから，胃内の観察を始める．

　癌などの易出血性病変を強い水圧で洗浄すると，病変からの出血のため，範囲診断や拡大観察が困難になることを経験する．易出血性の病変に対しては，やさしく洗浄するか，または周囲から洗浄するように心がける．

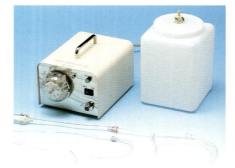

ウォーターブリーズ®
（フォルテ グロウ メディカル社）

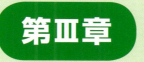

胃癌を探せ！
― 拾い上げ診断に挑戦しよう ―

- 胃癌を内視鏡治療するには，まず病変を早い段階で見つけなくてはいけません．
- しかし，胃癌は背景の胃炎に紛れて見つけにくい場合もあります．
- 同じ画像を見ても　癌と気がつく人と，見逃す人がいます．癌を発見できるかは，施行医の力量によって左右されます．
- 隠れている癌を見つけられるでしょうか？　胃癌の大きさ，組織型も予想してください．
- 問題はすべて発見時の画像を提示しているため，生検による修飾はありません．
（同時性多発病変の一部で，前医で生検されている病変もあります）
- *H. pylori* の感染の有無についても考えてください．

case 1

健診センターでのスクリーニング内視鏡検査 ①

- 60 歳代，男性
- 当院健診センターでスクリーニングの内視鏡を行った．

胃癌はどこでしょうか？

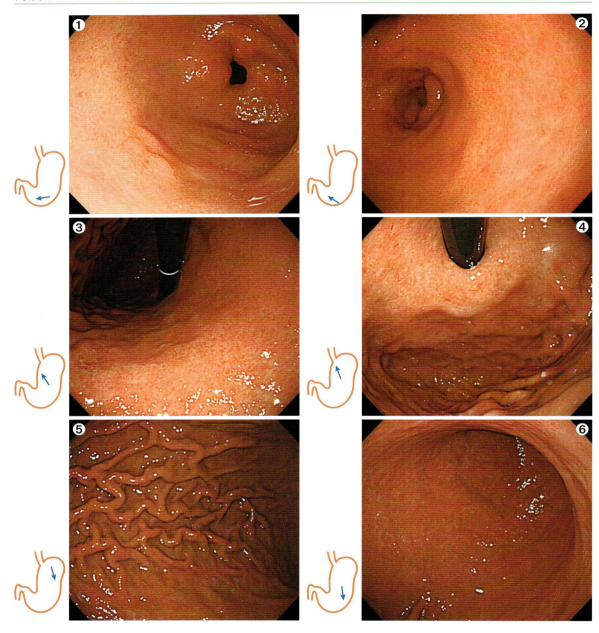

ヒント 粘膜の凹凸に注目してください．

解答と診断は 124 ページ

case 2 健診センターでのスクリーニング内視鏡検査 ②

- 60歳代，男性
- 当院健診センターでスクリーニングの内視鏡を行った．

胃癌はどこでしょうか？

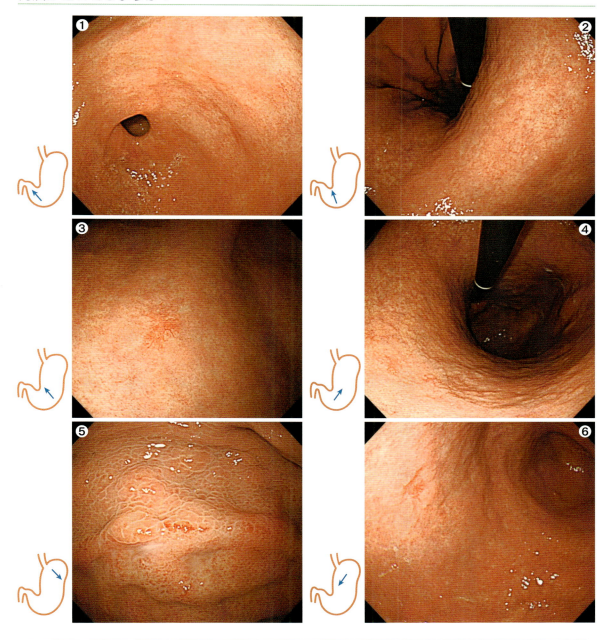

ヒント 目立つ発赤陥凹を探してください．

解答と診断は126ページ

case 3 健診センターでのスクリーニング内視鏡検査 ③

- 40歳代，男性
- 当院検診センターでスクリーニング目的の内視鏡を行った．
- *H. pylori* 除菌歴なし，血清 *H. pylori* 抗体陰性，呼気テスト陰性，ペプシノゲン法陰性

胃癌はどこでしょうか？

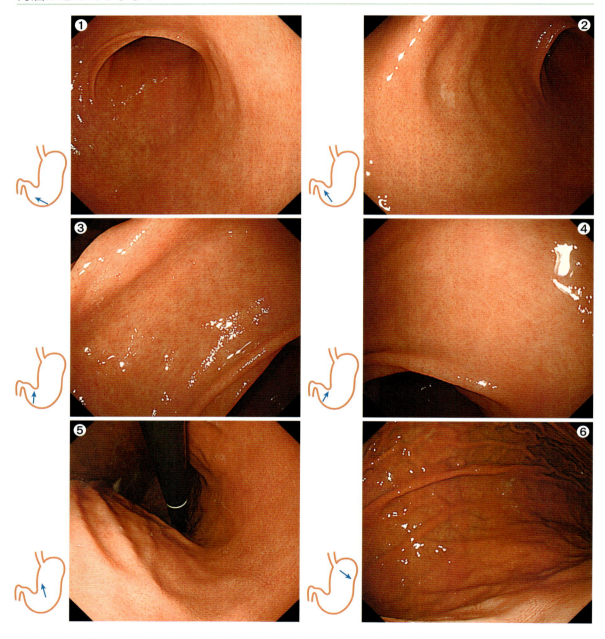

ヒント 褪色に注目してください．

解答と診断は 127 ページ

case 4

健診センターでのスクリーニング内視鏡検査 ④

- 70 歳代，男性
- 当院健診センターでスクリーニングの内視鏡を行った．GERD に対して長期間 PPI を投与されている．
- *H. pylori* 除菌歴なし，血清 *H. pylori* 抗体陰性，呼気テスト陰性，ペプシノゲン法陰性

胃癌はどこでしょうか？

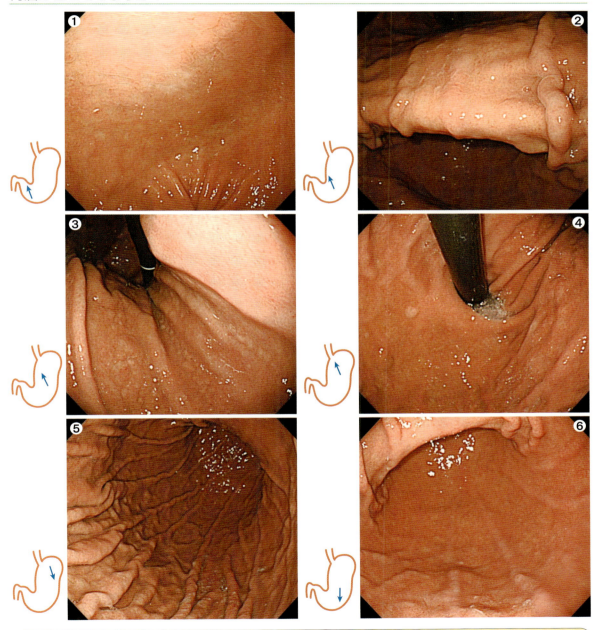

> **ヒント** 褪色に注目してください．

解答と診断は 129 ページ

case 5 健診センターでのスクリーニング内視鏡検査 ⑤

- 40 歳代，男性
- 当院健診センターでスクリーニングの内視鏡を行った．
- *H. pylori* 除菌歴なし，血清 *H. pylori* 抗体陰性，呼気テスト陰性，ペプシノゲン法陰性

胃癌はどこでしょうか？

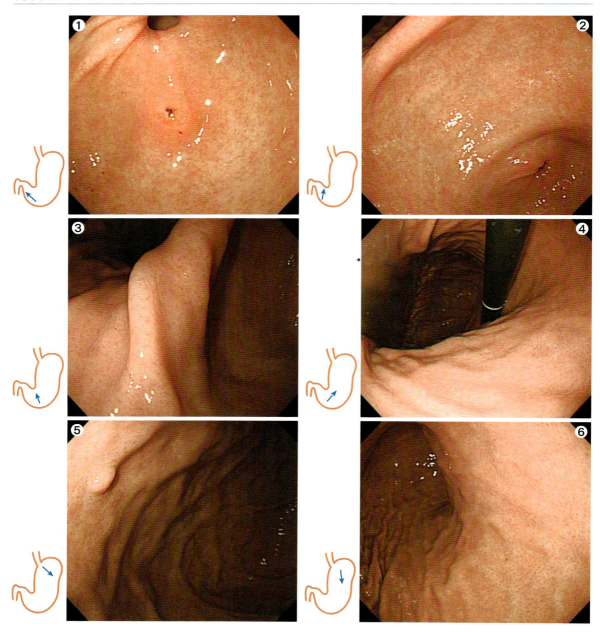

> ヒント 💡 単発のびらんに注目してください．

解答と診断は 131 ページ

case 6

健診センターでのスクリーニング内視鏡検査 ⑥

- 40歳代，男性
- 当院健診センターでスクリーニングの内視鏡を行った．

胃癌はどこでしょうか？

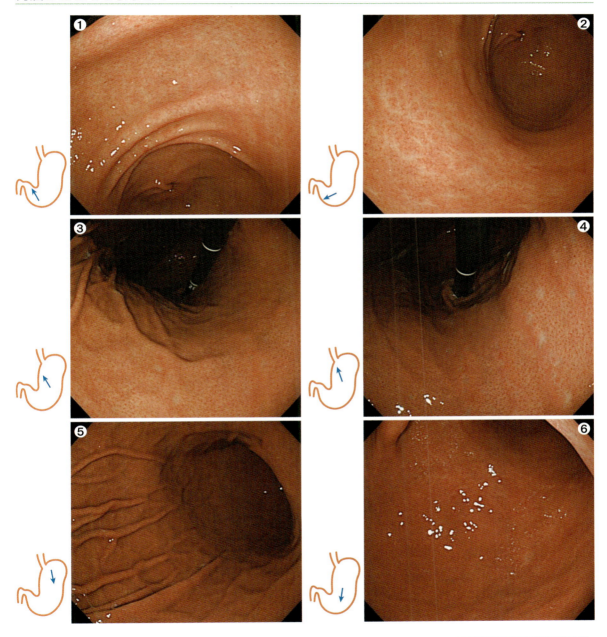

ヒント：褪色に注目してください．

解答と診断は132ページ

健診センターでのスクリーニング内視鏡検査 ⑦

- 50歳代，女性
- 当院健診センターでスクリーニングの内視鏡を行った．
- H. pylori 除菌歴なし，血清 H. pylori 抗体陰性，呼気テスト陰性，ペプシノゲン法陰性

胃癌はどこでしょうか？

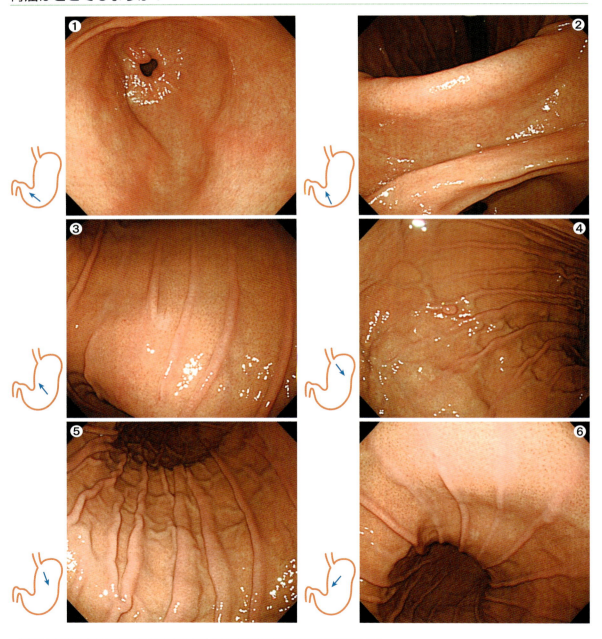

ヒント 褪色に注目してください．

解答と診断は133ページ

case 8 健診センターでのスクリーニング内視鏡検査 ⑧

- 60歳代，男性
- 当院健診センターでスクリーニングの内視鏡を行った．
- *H. pylori* 除菌歴なし，血清 *H. pylori* 抗体陰性，呼気テスト陰性，ペプシノゲン法陰性

胃癌はどこでしょうか？

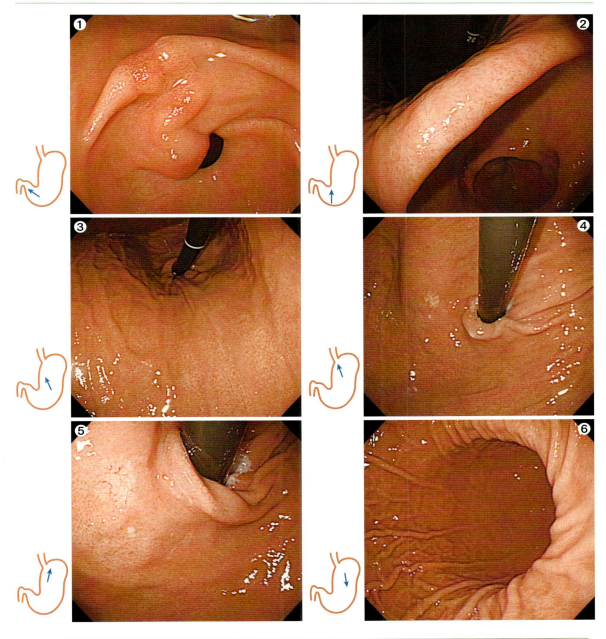

> ヒント 特殊な胃癌です．

解答と診断は 135 ページ

case 9 健診センターでのスクリーニング内視鏡検査 ⑨

- 50 歳代，男性
- 当院健診センターでスクリーニングの内視鏡を行った．
- H. pylori 除菌歴なし，血清 H. pylori 抗体陰性，呼気テスト陰性，ペプシノゲン法陰性

胃癌はどこでしょうか？

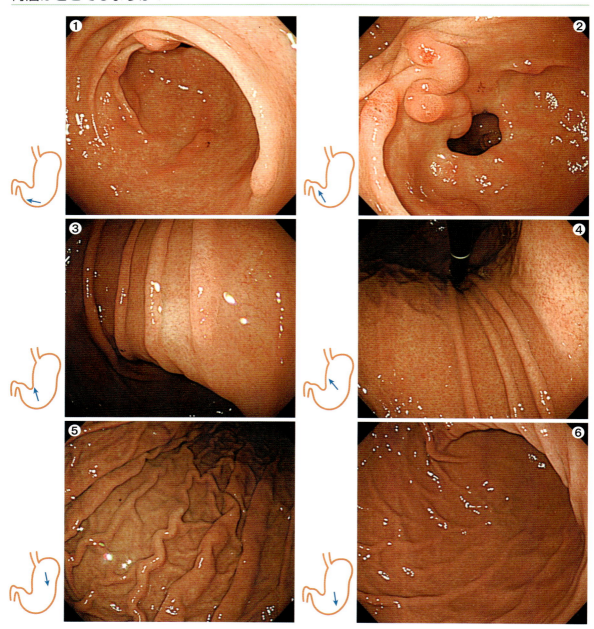

ヒント 褪色に注目してください．

解答と診断は 138 ページ

case 10

健診センターでのスクリーニング内視鏡検査 ⑩：若年女性の胃癌

- 30歳代前半，女性
- 当院健診センターでスクリーニング目的の内視鏡を行った．

胃癌はどこでしょうか？
若年女性はどの組織型の胃癌が多いでしょうか？

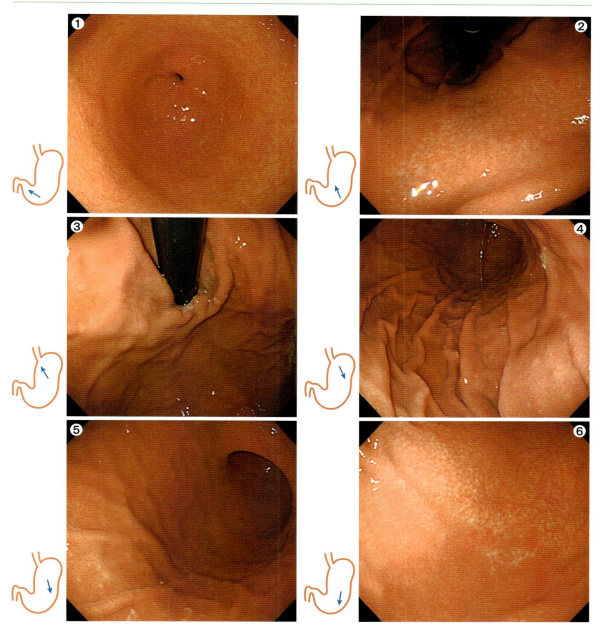

> 💡 **ヒント**　褪色に注目してください．

解答と診断は139ページ

慢性胃炎のスクリーニング内視鏡検査 ①

- 60歳代,男性
- 今回,慢性胃炎のスクリーニング内視鏡を行った.
- 5年前に *H. pylori* は除菌されている.

胃癌はどこでしょうか？

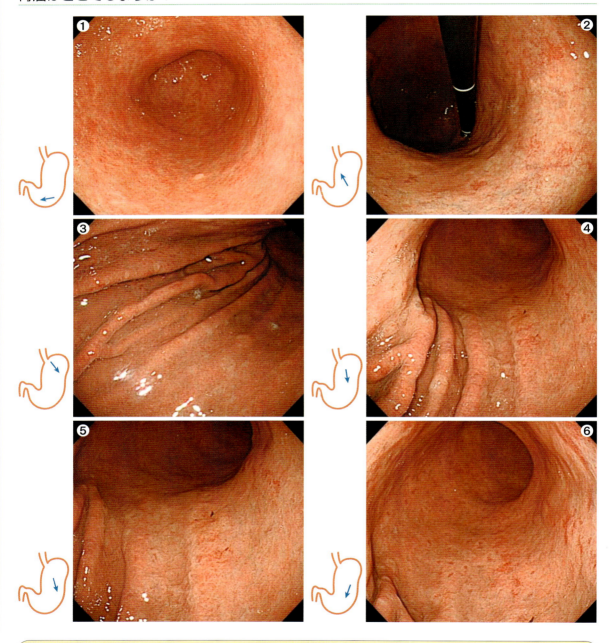

| ヒント | 癌は多発する発赤陥凹の中に隠れています. |

解答と診断は 141 ページ

第Ⅲ章 胃癌を探せ！

case 12 慢性胃炎のスクリーニング内視鏡検査 ②

- 80歳代，女性
- 慢性胃炎に対して毎年内視鏡検査を行っていた．
- 4年前に *H. pylori* は除菌されている．

胃癌を2つ探してください．

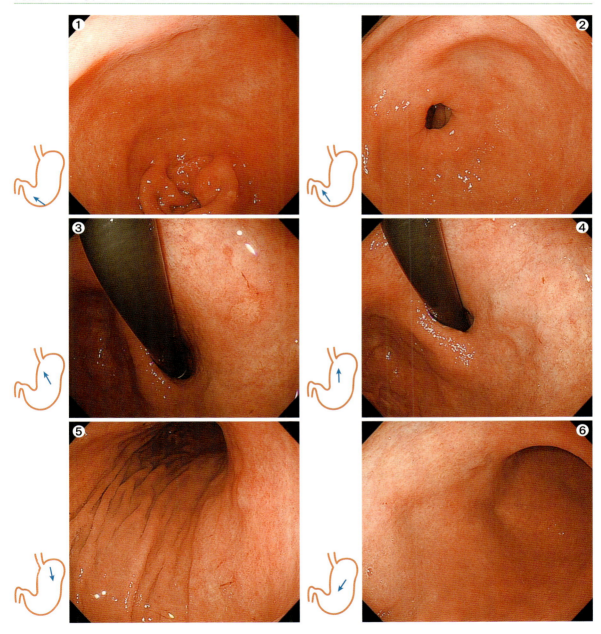

ヒント
・色調のわずかな変化に注目してください．
・1病変はこの検査では見逃されています．

解答と診断は142ページ

case 13 慢性胃炎のスクリーニング内視鏡検査 ③

- 60歳代，男性
- 慢性胃炎の定期スクリーニング内視鏡検査を行った．

胃腫瘍が疑われる部位はどこでしょうか？

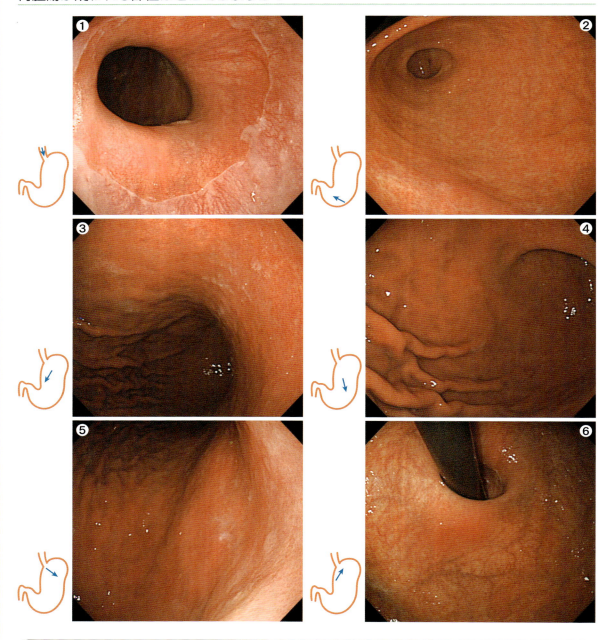

> **ヒント** 血管透見の消失に注目してください．

解答と診断は 144 ページ

case 14

慢性胃炎のスクリーニング内視鏡検査 ④

- 50歳代，男性
- 当院健診センターで慢性胃炎のフォローのため毎年内視鏡を行っている．
- 5年前に *H. pylori* は除菌されている．

胃癌はどこでしょうか？

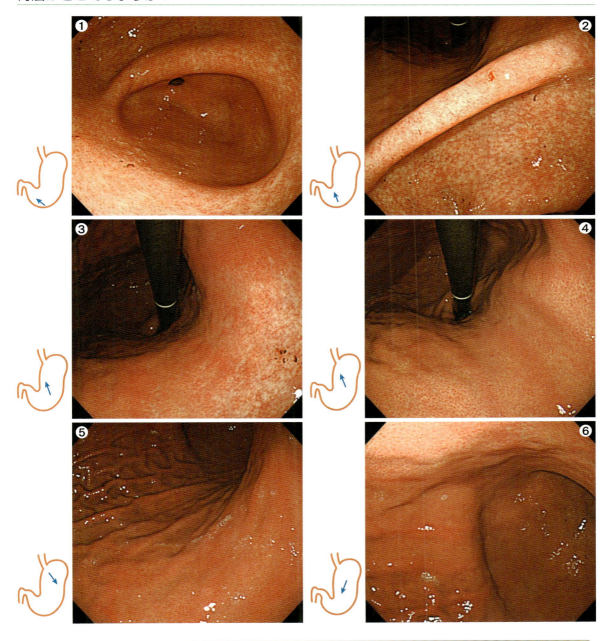

ヒント 胃癌に付随する所見を探してください．

解答と診断は146ページ

case 15 慢性胃炎のスクリーニング内視鏡検査 ⑤

- 60 歳代，男性
- 胃潰瘍の既往があり，*H. pylori* は数年前に除菌されている．
- 慢性胃炎の定期スクリーニング内視鏡を行った．

胃癌はどこでしょうか？

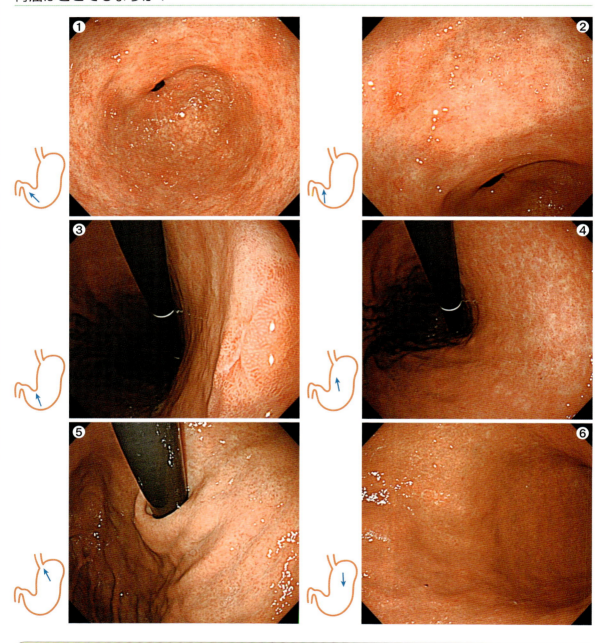

> **ヒント** 目立つ発赤陥凹を探してください．

解答と診断は 148 ページ

case 16 食後の胃痛を訴える患者

- 60歳代，女性
- 食後の胃痛精査のため，内視鏡を行った．
- *H. pylori* 除菌歴なし，血清 *H. pylori* 抗体陰性，呼気テスト陰性，ペプシノゲン法陰性

胃癌はどこでしょうか？

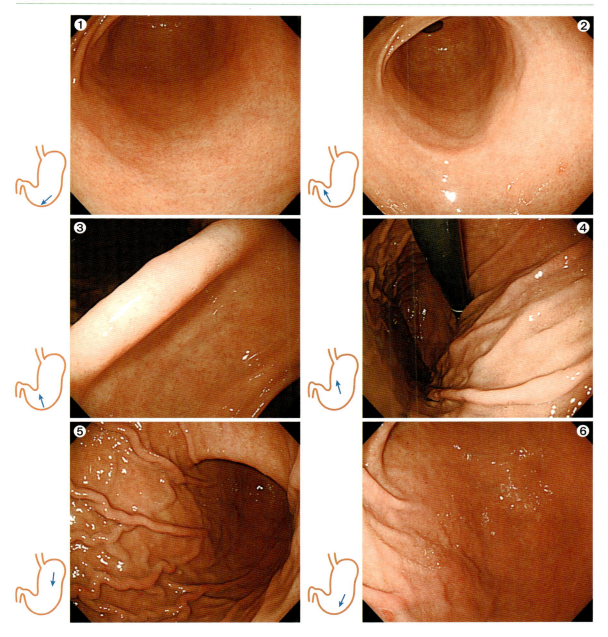

ヒント 褪色に注目してください．

解答と診断は 149 ページ

case 17 胃の不快感を訴える患者

- 60歳代，女性
- 胃の不快感を訴え，内視鏡を行った．
- H. pylori 除菌歴なし，血清 H. pylori 抗体陰性，呼気テスト陰性，ペプシノゲン法陰性

胃癌はどこでしょうか？

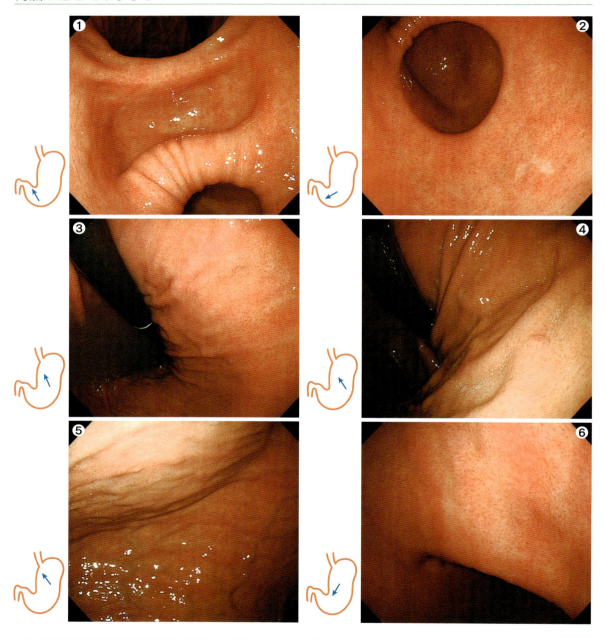

> **ヒント** 褪色に注目してください．

解答と診断は 150 ページ

case 18 胸焼けを訴える男性

- 60歳代，男性
- 前立腺癌，肺癌の術後患者．胸焼けを訴え，内視鏡を行った．

悪性腫瘍を探してください．

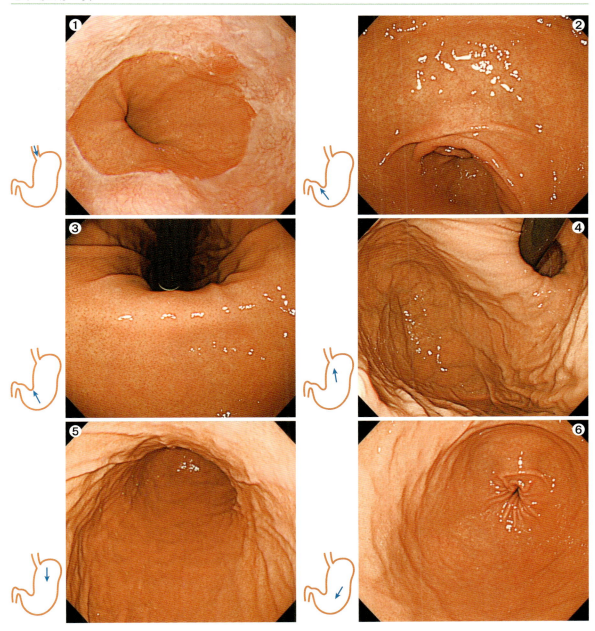

ヒント 発赤に注目してください．

解答と診断は151ページ

case 19 胃腺腫に対するフォローの内視鏡検査

- 70歳代，男性
- 前庭部大彎の胃腺腫に対して，フォローの内視鏡検査を行った．
- 5年前に *H. pylori* は除菌されている．

前庭部大彎の腺腫以外の病変を探してください．

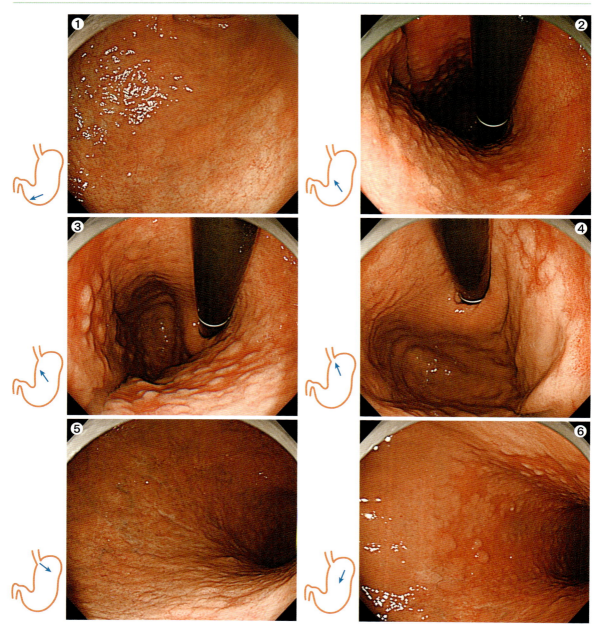

ヒント 胃炎にまぎれて，発見が難しい病変です．

解答と診断は154ページ

case 20 食道表在癌が見つかり紹介となった患者

- 70歳代，男性
- 食道表在癌を指摘され紹介となった．

胃癌はどこでしょうか？　また，胃ポリープの病理所見を考えてください．

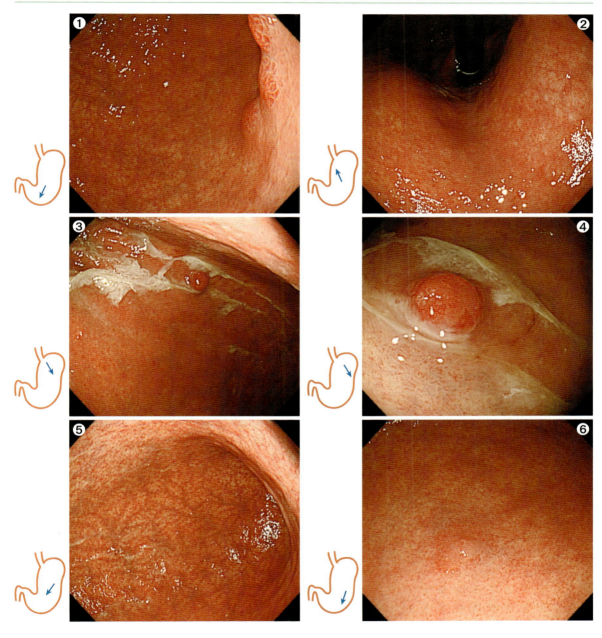

ヒント
・発赤に注目してください．
・2つのポリープを比較してください．

解答と診断は156ページ

胃癌の疑いで紹介となった患者

- 70歳代，男性
- 検診の胃透視で体中部後壁に胃癌が疑われて紹介された．

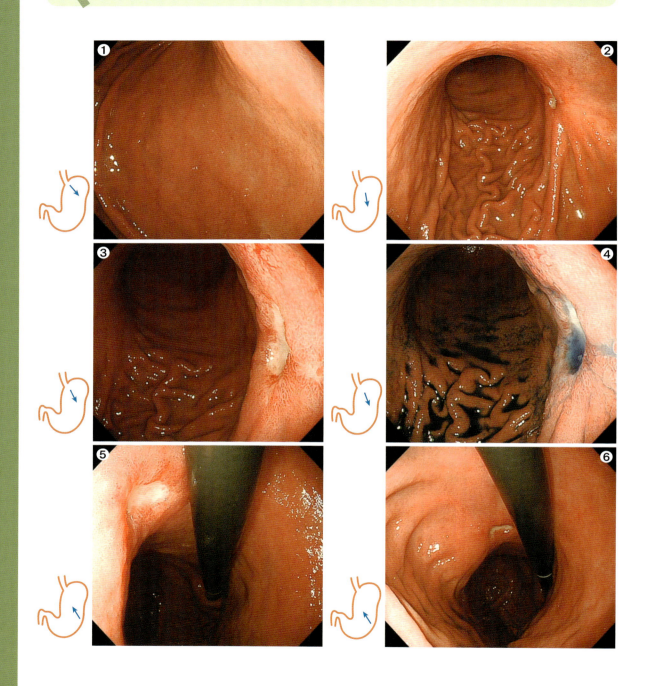

【1】体中部後壁の潰瘍は良性？ 悪性？
【2】そのほかに病変は隠れていませんか？

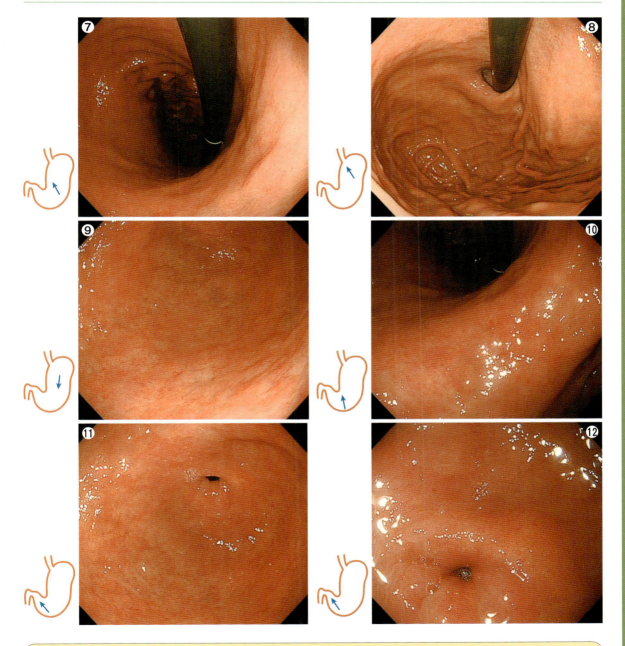

ヒント
・潰瘍のひだの性状，潰瘍底，辺縁の所見に注目してください．
・周囲より黄色調の粘膜に注目してください．

解答と診断は 159 ページ

case 22 胃SMTを指摘され紹介となった患者

- 60歳代，女性
- 胃SMTを指摘され当院へ紹介となった．

胃癌はどこでしょうか？

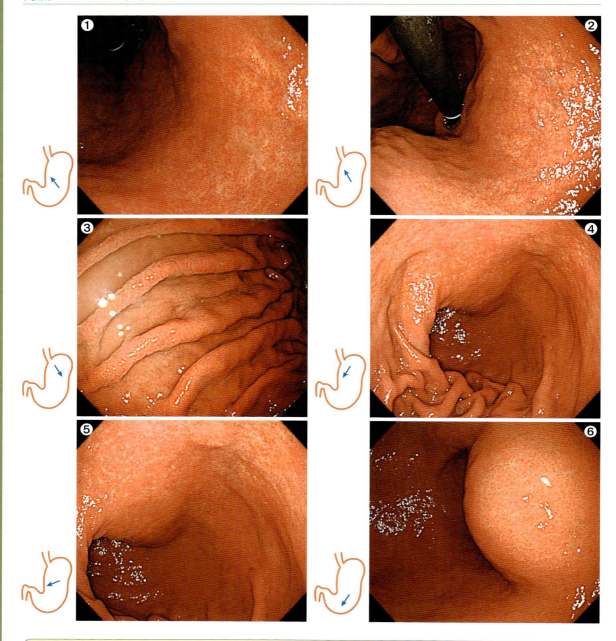

> **ヒント** 領域性をもった色調の変化に注目してください．

解答と診断は161ページ

case 23

CA19-9 高値で紹介となった患者

- 50歳代，女性
- CA19-9が軽度高値で紹介され，スクリーニングの内視鏡を行った．
- *H. pylori* 除菌歴なし，血清 *H. pylori* 抗体陰性，呼気テスト陰性，ペプシノゲン法陰性

悪性腫瘍はどこでしょうか？

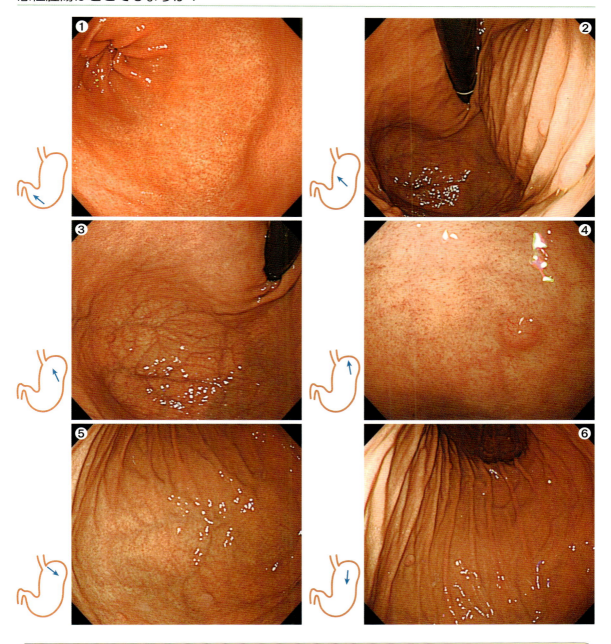

ヒント すべて胃底腺ポリープでよいですか？

解答と診断は163ページ

case 24　術前精査で見つかった同時性多発病変 ①

- 40歳代，女性
- 前医で早期胃癌が見つかり手術目的で紹介となった．

同時性多発病変を探してください．

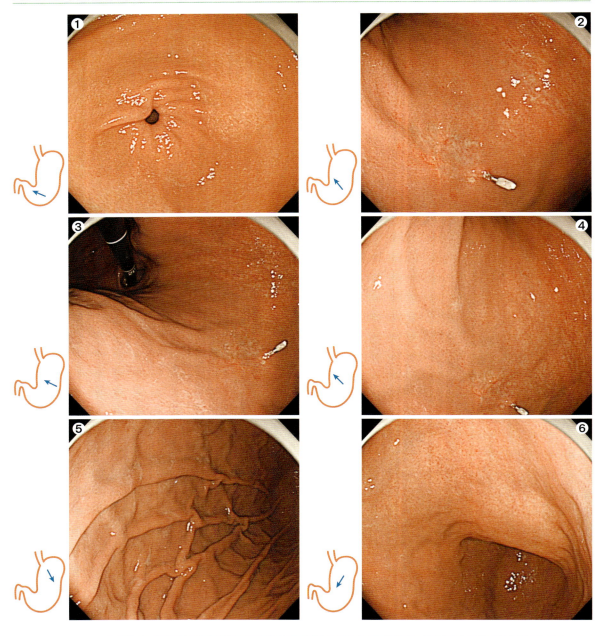

> **ヒント** 褪色に注目してください．

解答と診断は 166 ページ

94　第Ⅲ章　胃癌を探せ！

case 25　術前精査で見つかった同時性多発病変 ②

- 70歳代，男性
- 体上部後壁に早期胃癌が見つかり当院へ紹介となった．

体上部後壁以外の胃癌を探してください．

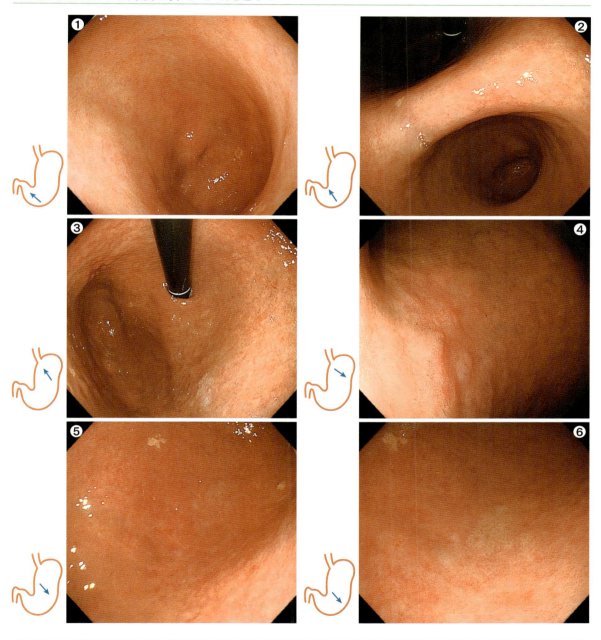

> **ヒント** 黄白色調の粘膜に注目してください．

解答と診断は167ページ

95

case 26 　術前精査で見つかった同時性多発病変 ③

- 60 歳代，男性
- 体中部後壁に早期胃癌が見つかり，当院に紹介となった．
- H. pylori 陽性であるが，ペニシリンアレルギーがあり，未除菌である．

体中部後壁以外の，同時性多発病変を探してください．
前医で指摘された病変以外に 2 病変あります．

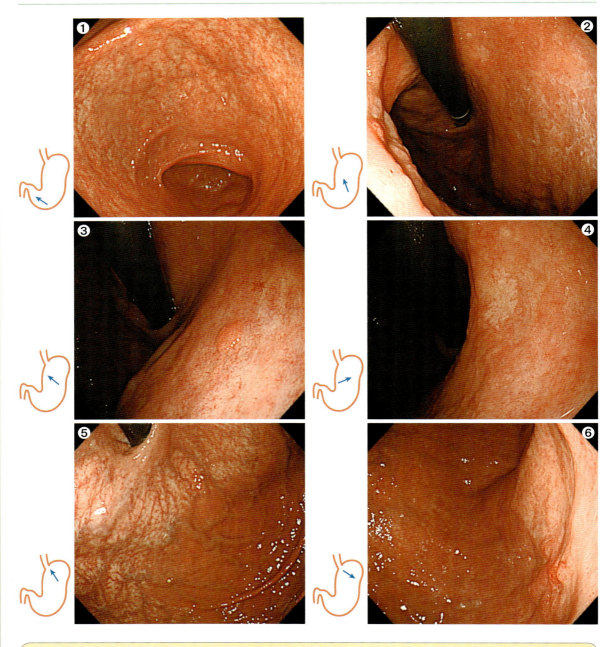

ヒント 　発赤と白色の病変を探してください．

解答と診断は 169 ページ

case 27 術前精査で見つかった同時性多発病変 ④

- 50歳代，女性
- 体中部大彎に早期胃癌が発見され当院に紹介となった．
- 2年前に *H. pylori* は除菌されている．

同時性多発病変を探してください．

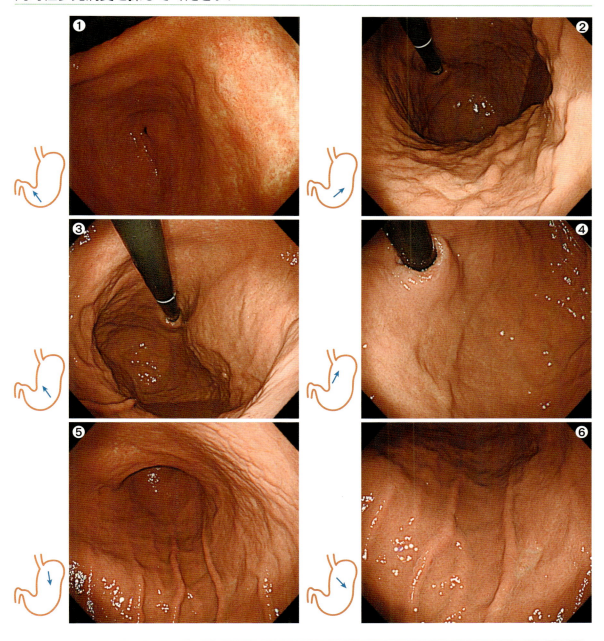

ヒント 背景粘膜により，発生しやすい癌の組織型が違います．

解答と診断は172ページ

case 28 術前精査で見つかった同時性多発病変 ⑤

- 70 歳代，男性
- 体上部小彎の早期胃癌を指摘され当院に紹介となった．

体上部小彎以外の同時性多発病変を探してください．

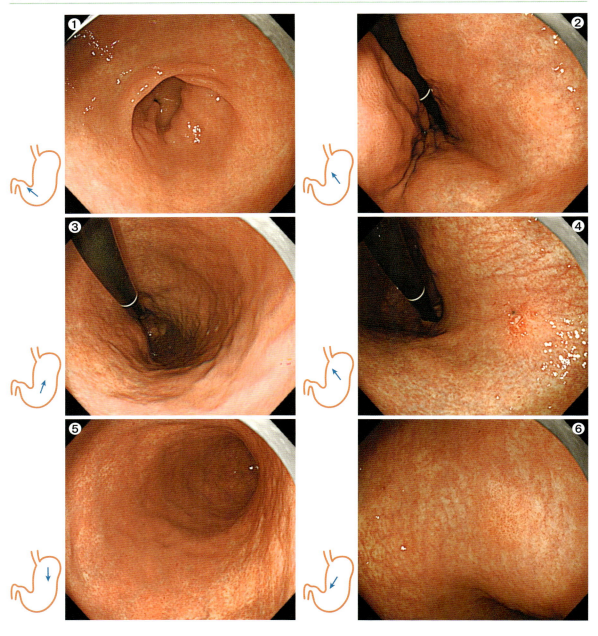

> **ヒント** 色調の違いに注目してください．

解答と診断は 174 ページ

case 29

術前精査で見つかった同時性多発病変 ⑥

- 60 歳代，男性
- 噴門部に胃癌が見つかり当院に紹介となった．
- 数年前に *H. pylori* は除菌されている．

噴門小彎の病変以外の胃癌を探してください．

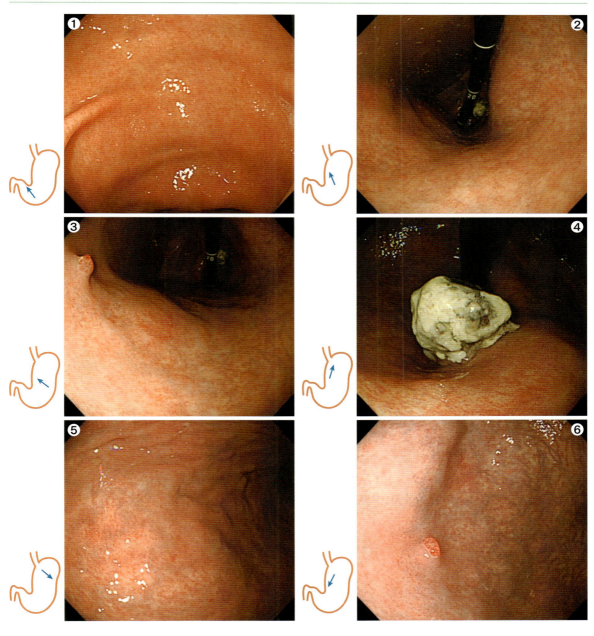

> **ヒント** 発赤に注目してください．

解答と診断は 176 ページ

case 30 術前精査で見つかった同時性多発病変 ⑦

- 70歳代，男性
- 前医で前庭部大彎に早期胃癌が見つかり，当院へ紹介となった．

前医で見つかった病変および同時性多発病変を探してください．

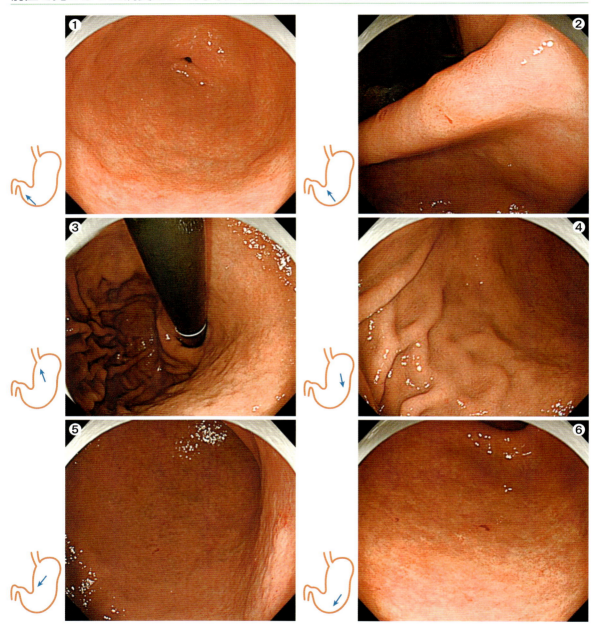

ヒント 生検瘢痕と扁平隆起性病変を探してください．

解答と診断は178ページ

case 31 胃潰瘍の治療後の定期検査

- 70歳代，男性
- 胃潰瘍の既往があり，5年前に *H. pylori* は除菌されている．
- 定期的な内視鏡検査を行った．

胃腫瘍を探してください．

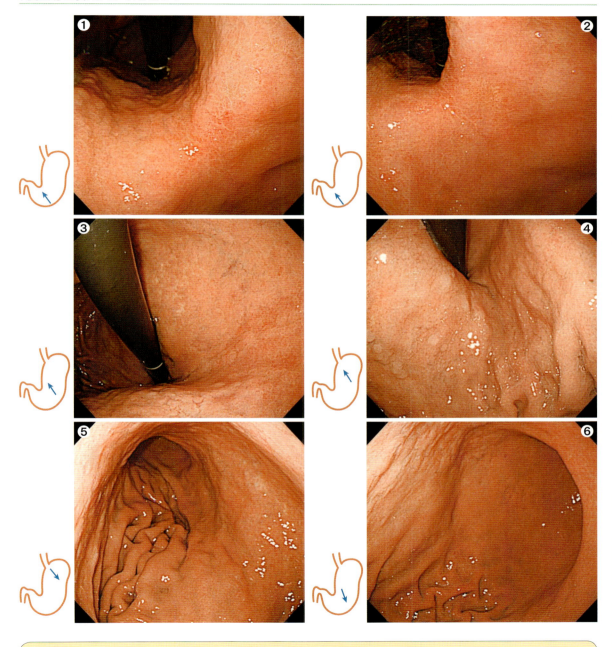

ヒント 黄色調の粘膜に注目してください．

解答と診断は180ページ

case 32 胃悪性リンパ腫の抗癌剤治療後のスクリーニング内視鏡検査

- 70歳代，男性
- 胃悪性リンパ腫の抗癌剤治療後にスクリーニングの内視鏡を行った．

胃癌はどこでしょうか？

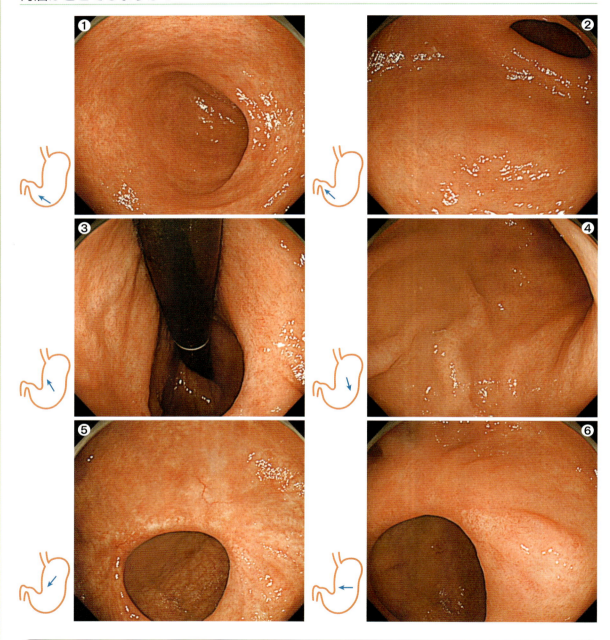

> **ヒント** 黄白色調の粘膜に注目してください．

解答と診断は182ページ

case 33

胃癌 ESD 後，追加治療の検討のために紹介となった患者

- 50 歳代，男性
- 1 カ月前に他院で早期胃癌に対して ESD が施行された．分割切除であり，追加治療の適応について当院へ紹介となった．

胃癌はどこでしょうか？

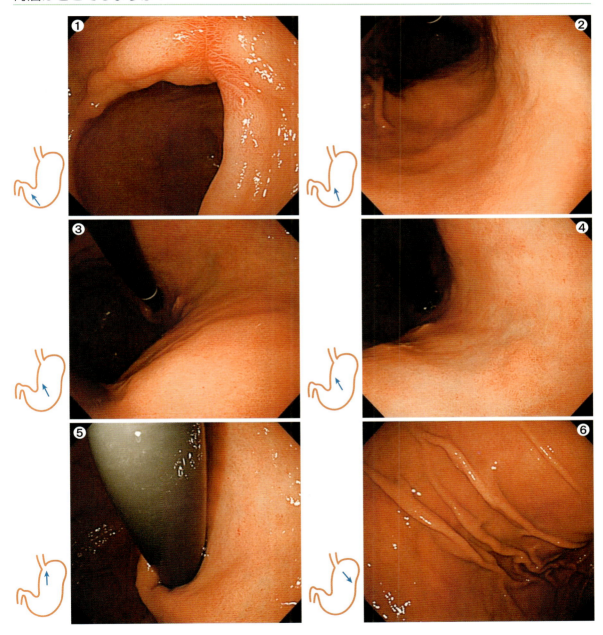

> **ヒント** 粘膜の凹凸に注目してください．

解答と診断は 183 ページ

case 34

胃癌 ESD 後のスクリーニング内視鏡検査 ①

- 50 歳代，男性
- 早期胃癌 3 病変に対して ESD の既往がある患者．フォローの内視鏡を行った．
- 5 年前に *H. pylori* は除菌されている．

異時性多発病変を探してください．病変は 2 つあります．

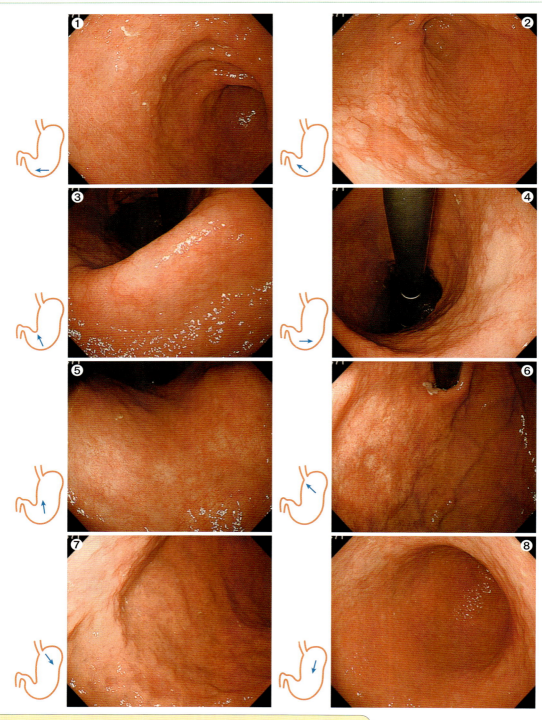

ヒント
- 腸上皮化生の間に腫瘍が隠れています．
- 色調の変化に注目してください．

解答と診断は 184 ページ

case 35

胃癌 ESD 後のスクリーニング内視鏡検査 ②

- 80 歳代，男性
- 5 年前に胃癌の ESD が施行されている．フォローの内視鏡を行った．
- 5 年前に *H. pylori* は除菌されている．

胃癌はどこでしょうか？

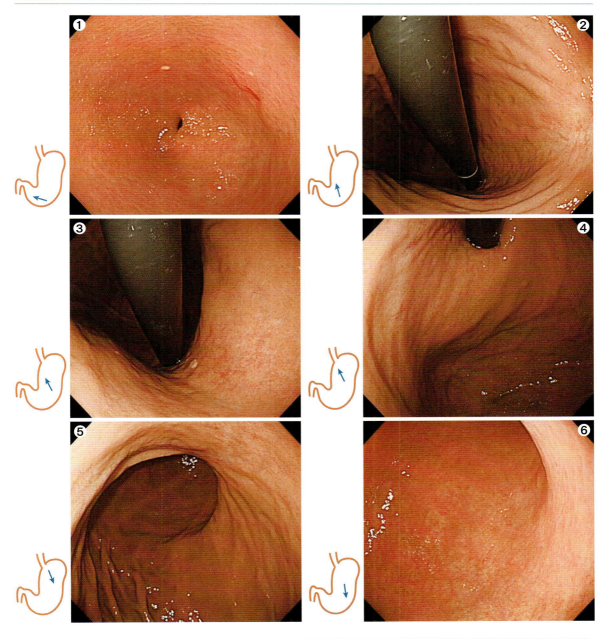

> **ヒント** 癌に付随する所見を探してください．

解答と診断は 186 ページ

case 36 胃癌 ESD 後のスクリーニング内視鏡検査 ③

- 60 歳代，男性
- 4 年前と 2 年前に胃癌の ESD が施行されている．フォローの内視鏡を行った．
- 4 年前に *H. pylori* は除菌されている．

胃癌はどこでしょうか？

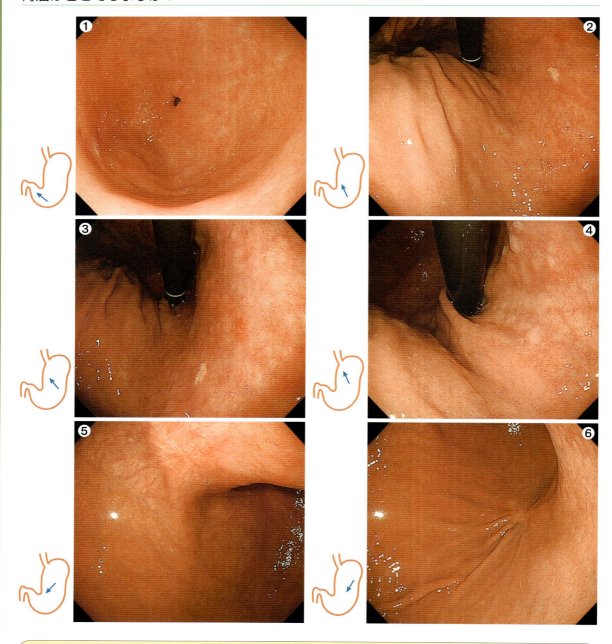

> **ヒント** 発赤に注目してください．

解答と診断は 187 ページ

case 37 胃癌 ESD 後のスクリーニング内視鏡検査 ④

- 70 歳代，女性
- 1 年前に早期胃癌の ESD が施行されている．フォローの内視鏡を行った．
- 1 年前に *H. pylori* は除菌されている．

胃癌はどこでしょうか？

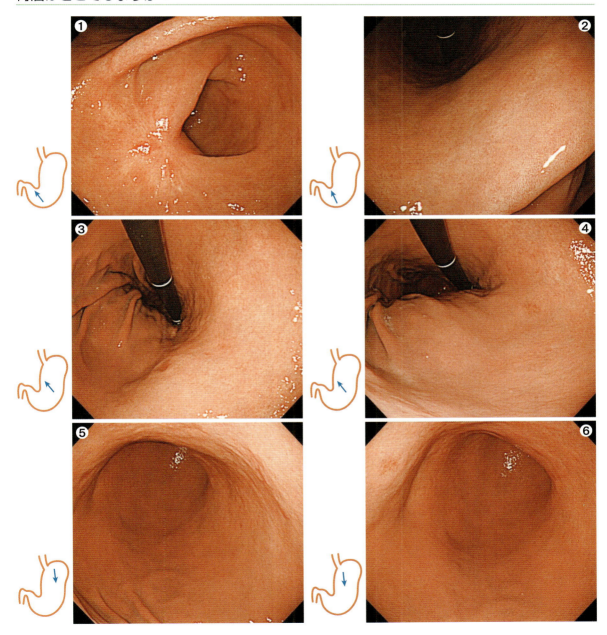

> **ヒント** 発赤に注目してください．

解答と診断は 189 ページ

case 38　胃癌 ESD 後のスクリーニング内視鏡検査 ⑤

- 80 歳代，女性
- 1 年前に早期胃癌の ESD が施行されている．フォローの内視鏡を行った．
- 1 年前に *H. pylori* は除菌されている．

胃癌はどこでしょうか？

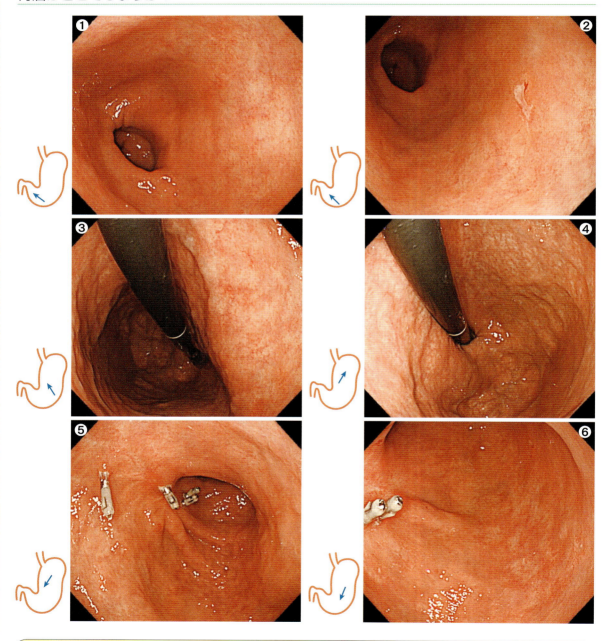

> **ヒント** 癌に付随する所見を探してください．

解答と診断は 191 ページ

case 39 胃癌 ESD 後のスクリーニング内視鏡検査 ⑥

- 70 歳代，女性
- 3 年前に早期胃癌 2 病変の ESD が施行されている．フォローの内視鏡を行った．
- 3 年前に *H. pylori* は除菌されている．

胃癌はどこでしょうか？

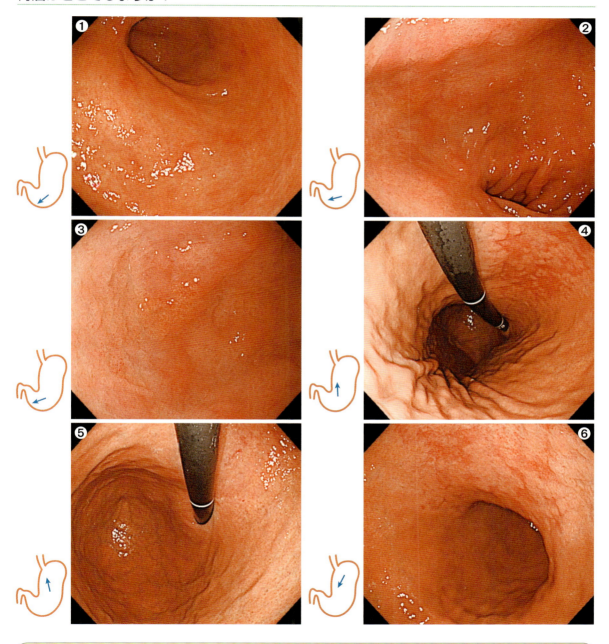

> **ヒント** 黄色調の粘膜を探してください．

解答と診断は 192 ページ

case 40 胃癌 ESD 後のスクリーニング内視鏡検査 ⑦

- 60 歳代，男性
- 1 年前に体上部後壁の早期胃癌の ESD が施行されている．フォローの内視鏡を行った．
- 5 年前に *H. pylori* は除菌されている．

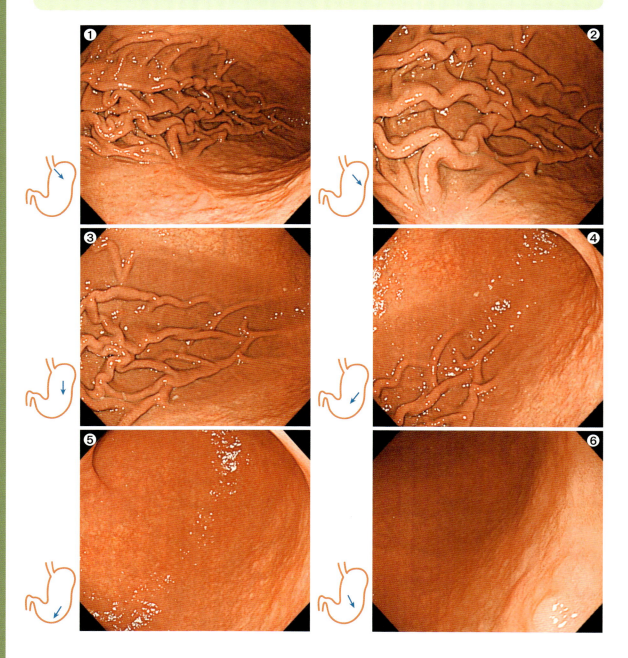

微小胃癌が2個隠れています．
怪しいと思って近づいて観察するべき部位はどこでしょうか？

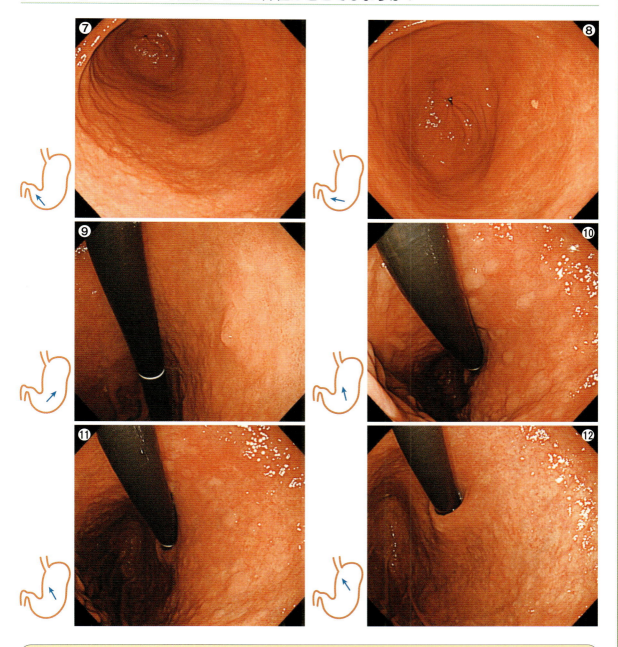

ヒント 凹凸が目立つ部位と，黄色調の粘膜を探してください．

解答と診断は193ページ

胃癌 ESD 後のスクリーニング内視鏡検査 ⑧

- 50 歳代，男性
- 4 カ月前に早期胃癌の ESD が施行されている．フォローの内視鏡を行った．
- 2 年前に *H. pylori* は除菌されている．

胃癌はどこでしょうか？

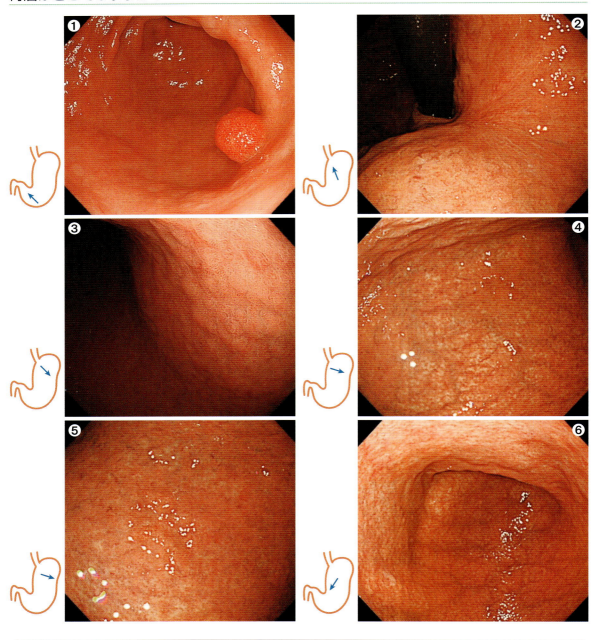

ヒント 粘膜の凹凸に注目してください．

解答と診断は 196 ページ

case 42 胃切除後の定期スクリーニング内視鏡検査 ①

- 60歳代，女性
- 9年前に未分化型胃癌に対して幽門側胃切除を施行．半年前に残胃にあった5 mmの未分化型胃癌に対してESDを行っている．フォローの内視鏡を行った．
- 半年前に *H. pylori* は除菌されている．

胃癌はどこでしょうか？

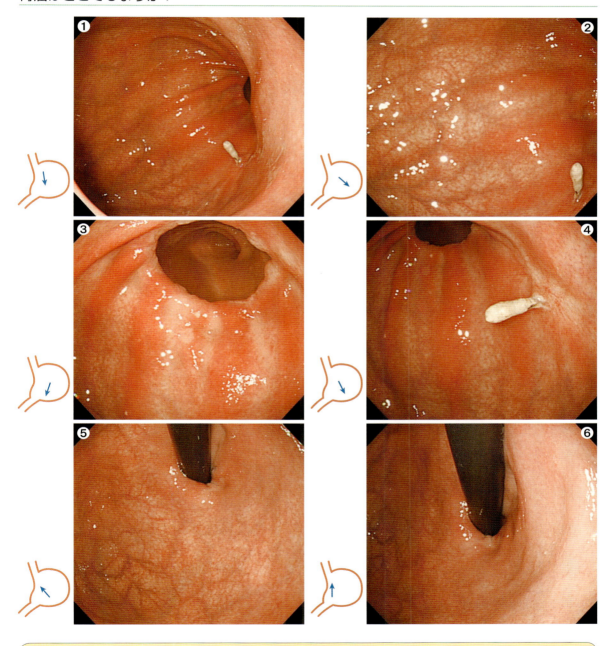

ヒント　未分化型胃癌の術後残胃は，どのような病変に気をつけて検査を行いますか？

解答と診断は 198 ページ

case 43

胃切除後の定期スクリーニング内視鏡検査 ②

- 60歳代，女性
- 19年前に未分化型胃癌に対して幽門側胃切除を施行されている．
- 定期的なスクリーニング目的の内視鏡検査を行った．

胃癌はどこでしょうか？

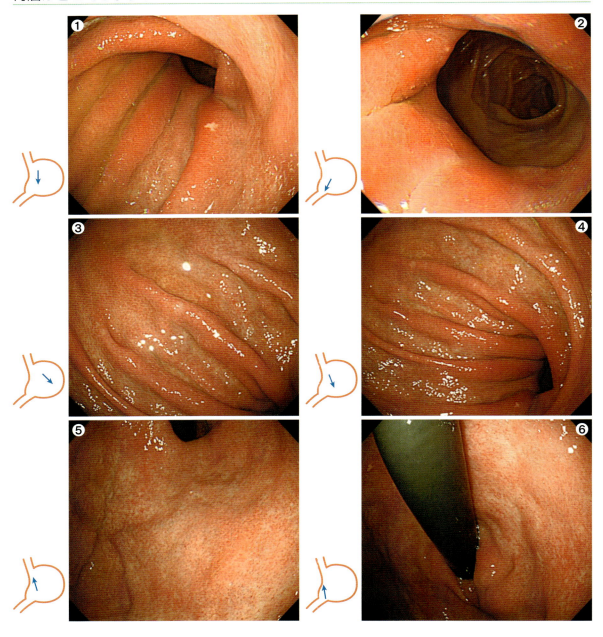

> **ヒント** 未分化型胃癌の術後にできやすい組織型を考えてください．

解答と診断は200ページ

case 44　舌癌術前のスクリーニング内視鏡検査

- 70歳代，男性
- 舌癌術前のスクリーニングの内視鏡を行った．

胃癌はどこでしょうか？

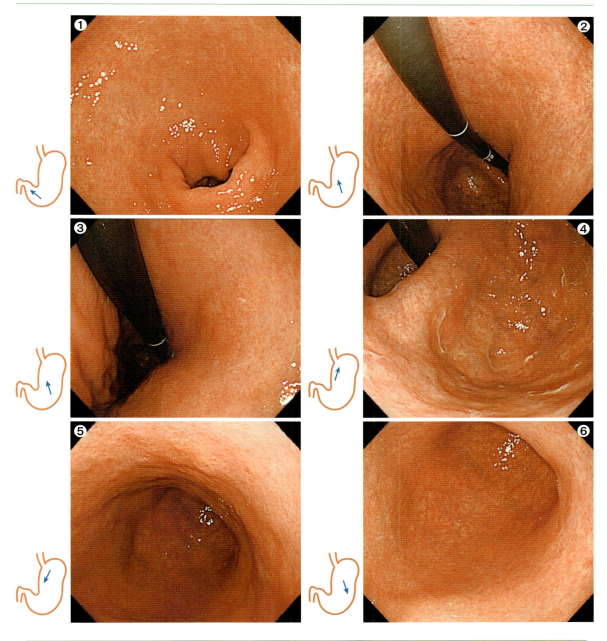

> **ヒント**　小さな白色点に注目してください．

解答と診断は202ページ

口腔底癌術後のスクリーニング内視鏡検査

- 50歳代，男性
- 口腔底癌術後，スクリーニングの内視鏡を行った．
- *H. pylori* 除菌歴なし，血清 *H. pylori* 抗体陰性，呼気テスト陰性，ペプシノゲン法陰性

胃癌はどこでしょうか？

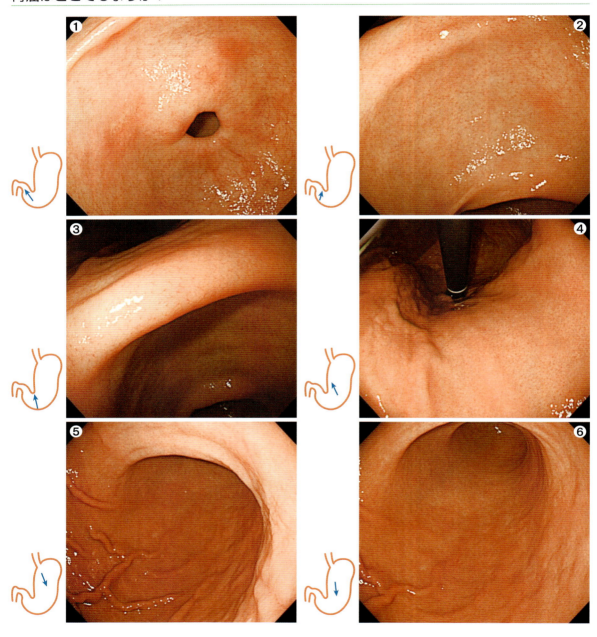

> **ヒント** 褪色に注目してください．

解答と診断は204ページ

case 46 下咽頭癌術後の重複癌スクリーニング内視鏡検査

- 60歳代，男性
- 下咽頭癌術後．重複癌のスクリーニングの内視鏡を行った．

胃癌はどこでしょうか？

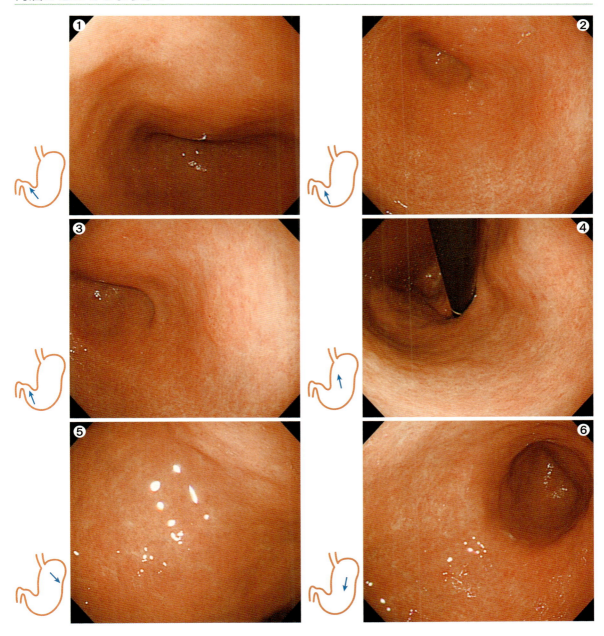

ヒント 黄白色調の病変を探してください．

解答と診断は205ページ

case 47 大腸癌術前のスクリーニング内視鏡検査 ①

- 70歳代，女性
- 進行大腸癌の手術前のスクリーニングの内視鏡を行った．

胃癌はどこでしょうか？

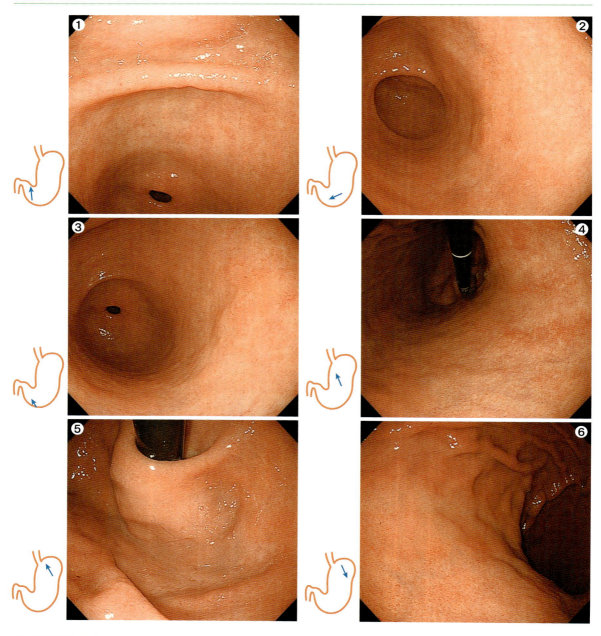

ヒント 粘膜の凹凸と色調の変化に注目してください．

解答と診断は206ページ

case 48 大腸癌術前のスクリーニング内視鏡検査 ②

- 60歳代，男性
- 大腸癌術前のスクリーニング内視鏡を行った．
- 2年前に *H. pylori* は除菌されている．

胃癌はどこでしょうか？

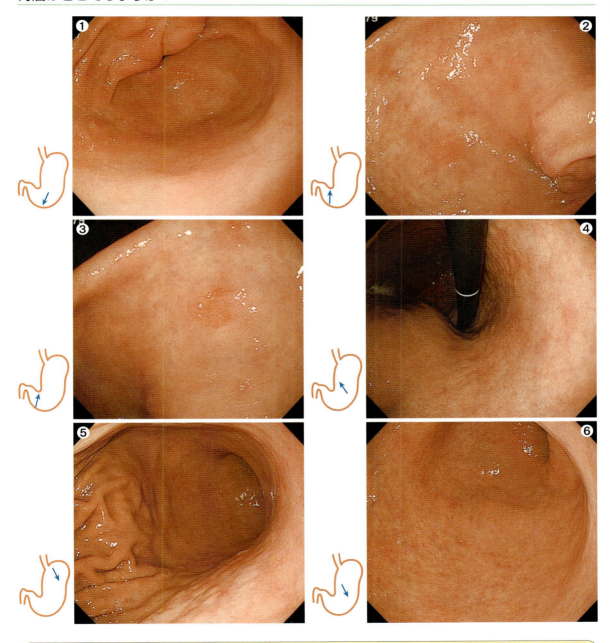

> ヒント　発赤に注目してください．

解答と診断は207ページ

case 49 大腸癌術前のスクリーニング内視鏡検査 ③

- 60 歳代，女性
- 大腸癌術前のスクリーニングの内視鏡を行った．

胃癌はどこでしょうか？

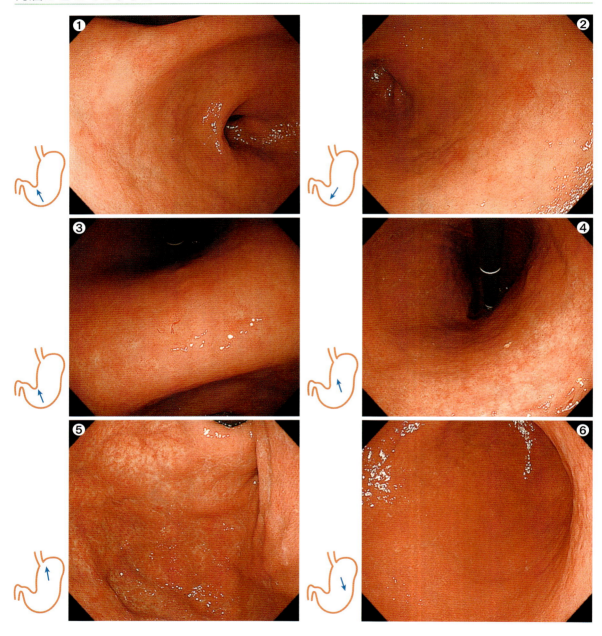

ヒント 癌に付随する所見を探してください．

解答と診断は 208 ページ

大腸癌術前のスクリーニング内視鏡検査 ④

- 60歳代，男性
- 大腸癌の術前のスクリーニング上部消化管内視鏡検査を行った．

胃癌はどこでしょうか？

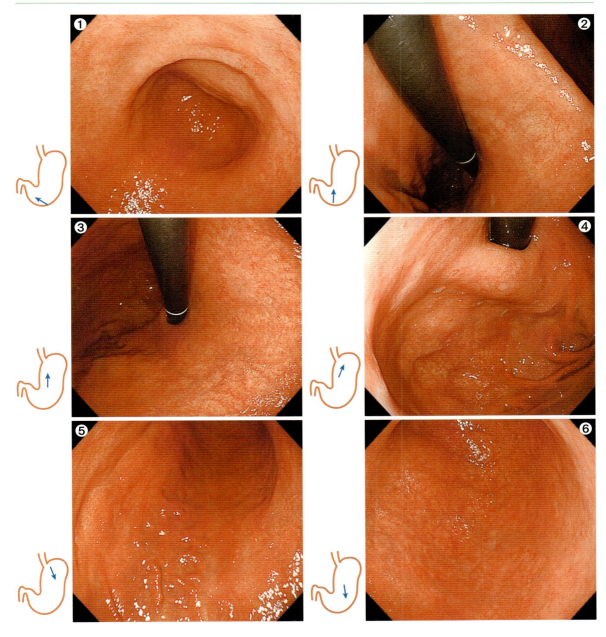

ヒント 白色調の粘膜に注目してください．

解答と診断は209ページ

case 51 大腸癌内視鏡治療後のスクリーニング内視鏡検査

- 70歳代，男性
- 大腸癌内視鏡治療後．スクリーニングの内視鏡を行った．

胃腫瘍はどこでしょうか？

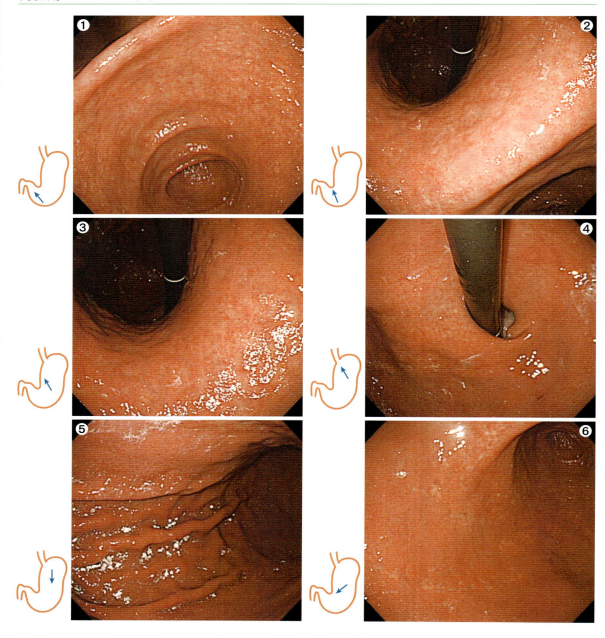

> **ヒント** 色調の違う陥凹を探してください．

解答と診断は211ページ

第Ⅳ章

胃癌は見つかりましたか？
― 解答と診断 ―

case 1 健診センターでのスクリーニング内視鏡検査 ① 〔H. pylori 現感染胃癌〕

解答 胃癌は ① に写っています.

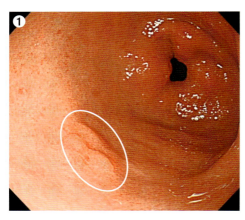

▶ 背景粘膜は O-1 の萎縮を認める.
▶ 前庭部大彎前壁寄りに中央が陥凹した隆起を認める. この時点で反応性隆起を伴った 0-Ⅱc 病変を疑う.

近接像

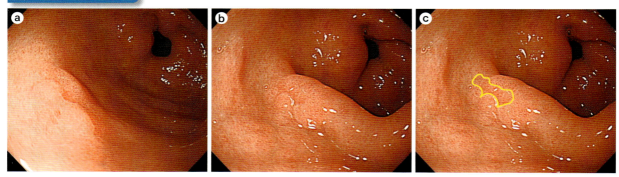

▶ a：近接すると, 陥凹面と周囲の隆起がはっきり認識できる.
▶ b, c：蠕動により病変が正面視になると蚕食像（棘状のはみ出し）を認め（黄囲み部）, 分化型胃癌を強く疑う.

インジゴカルミン散布像

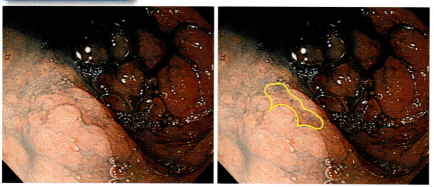

▶ インジゴカルミンを散布すると陥凹面が認識しやすくなる.
▶ 陥凹周囲の隆起は背景粘膜と同様の粘膜構造である. この部位は反応性隆起であり, 非癌粘膜である.

診断 前庭部大彎前壁，0-Ⅱc，5mm，tub1，T1a(M)，UL(−)

この症例のポイント

- 背景粘膜から *H. pylori* 感染の有無を捉える．
- 反応性隆起から胃癌が見つかる．
- 蚕食像を見たら，胃癌を疑う．

その他の画像には，何が写っているのでしょうか？

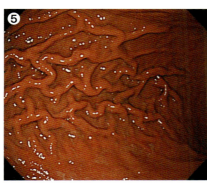
⑤

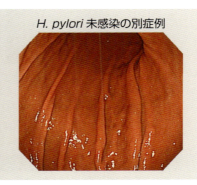
H. pylori 未感染の別症例

- 胃体部は均一な発赤粘膜が連続的に拡がっており，びまん性発赤と表現される．体部大彎のひだは腫大，蛇行しており，洗浄しても落ちない白濁粘液が付着している．
- これらの所見は *H. pylori* 感染の所見である．*H. pylori* 未感染の所見と比較すると色調の違いとひだの腫大，蛇行の所見が一目瞭然である．

コラム　上部消化管内視鏡後の一過性耳下腺炎

"患者さんが左耳の下を痛がっています！"内視鏡のリカバリー室の看護師から報告を受けた．確かに，左の耳下腺に当たる部位が発赤，腫脹し，軽度の圧痛を伴っている．内視鏡自体は通常のキシロカインビスカスによる咽頭麻酔と，ミダゾラムによる鎮静を行い，検査自体もスムーズに終了している．見たことがない偶発症にこちらもびっくりしたが，急いでPubMedで"parotitis"，"endoscopy"と検索すると，内視鏡後の一過性の耳下腺炎がちゃんと報告されていた[a]．病因については内視鏡中の耳下腺からの分泌の増加や，耳下腺内の静脈の拡張などにより，導管が一過性に閉塞するためと考えられている．同様の合併症は気管支鏡や気管内挿管でも報告されている．この患者も，症状は一過性であり，保存的に軽快した．

多くの内視鏡を経験しても，知らないことはまだ多い．知らないことに出くわしたら，すぐにPubMedや医学中央雑誌などで検索してみることがよいと思った出来事であった．

[a] Vadivel Kumaran, S., Sumathi, B. and Nirmala Natarajan, D.: Transient parotitis after upper gastrointestinal endoscopy. Endoscopy　45(Suppl. 2 UCTN) : E424-E425, 2013

case 2 健診センターでのスクリーニング内視鏡検査② 〔H. pylori 現感染胃癌〕

解答 胃癌は ③ ⑥ に写っています．

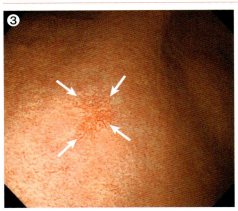

▶ 背景粘膜は O-3 の萎縮，腸上皮化生，びまん性発赤を認める．体下部前壁に発赤した粘膜を認める．拡張した毛細血管を伴っている．拡張した毛細血管は癌に特異的ではないが，癌に時々見られる所見であり，詳細に観察する必要がある．正面からの観察では凹凸は認識しにくい．

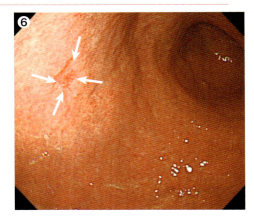

▶ 見下ろしの接線方向からの観察では，発赤陥凹性病変として認識される．

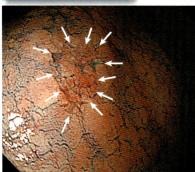

▶ NBI 非拡大では，褐色調の陥凹を呈する病変である．

▶ インジゴカルミンを散布し，正面から観察すると，陥凹面は胃小区模様が不明瞭化していることがわかり，境界も明瞭となる．
▶ 脱気し，接線方向から観察すると，陥凹が際立つが，陥凹面の詳細な観察はできなくなる．

診断 体下部前壁，0-Ⅱc，10 mm，tub1，T1a(M)，UL(−)

この症例の ポイント

- 病変は距離，空気量，観察方向を変えて，詳細に観察する．
- 拡張した毛細血管を伴う陥凹を見たら，癌の可能性も考える．

👓 その他の画像には，何が写っているのでしょうか？

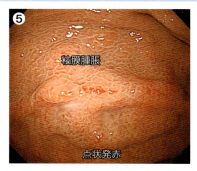

- 体部上大彎前壁寄りでは，緊満感がある胃小区の腫大を認め，粘膜腫脹の所見である．体上部大彎では点状発赤が目立つ．いずれも H. pylori 現感染の所見である．

健診センターでのスクリーニング内視鏡検査 ③ 〔H. pylori 未感染胃癌〕

解答 胃癌は ② に写っています．

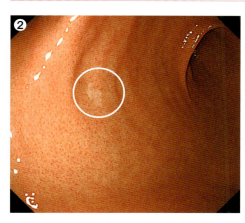

- 胃粘膜は全体的になめらかで光沢を認める．萎縮の所見はない．また，無数の赤い小さな点が規則的に配列しており，これは RAC と呼ばれる所見である．これらの所見は H. pylori 未感染の正常な胃粘膜を示す．
- 前庭部前壁小彎寄りに，わずかに褪色した粘膜を認める（○）．
- このように萎縮のない胃底腺領域の褪色粘膜は印環細胞癌を疑う．

| 近接像 | NBI 非拡大像 | インジゴカルミン散布像 |

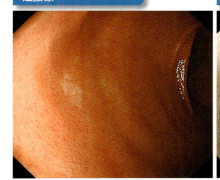 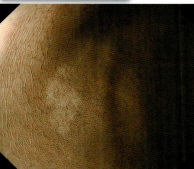 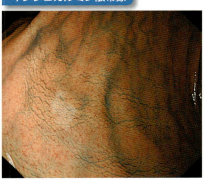

- 近接，NBI（非拡大），インジゴカルミン散布で病変を詳細に観察しても，色調以外の粘膜面の変化は認めない．未分化型胃癌の初期はこのように凹凸のないⅡb 病変が多いが，腫瘍が大きくなるにつれ，陥凹を呈するようになる．
- 当院の未分化型胃癌の検討では，腫瘍径 10 mm 以下は 0-Ⅱb が 36％，0-Ⅱc が 64％であるが，11〜20 mm では 0-Ⅱb が 6％，0-Ⅱc が 94％であった[39]．

ESD 病理組織像

a：HE 染色・弱拡大像．赤線で示した範囲に腫瘍を認める．周辺粘膜は炎症所見に乏しい，萎縮のない胃底腺粘膜である．癌と非癌部に高低差はなくⅡb 病変である．

b：HE 染色・強拡大像．粘膜中層の腺窩上皮・固有胃腺境界部（腺頸部）に核の偏在を示す印環細胞癌の集簇を認める．癌細胞は粘膜表層には露出しておらず，腺窩上皮も非癌粘膜のそれと差異は認めない．

c：PAS 染色・強拡大像．印環細胞の細胞質は PAS 陽性を示す（b と同部位）．

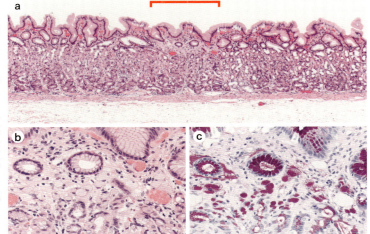

> **診　断**　前庭部前壁，0-Ⅱb，3 mm，sig，T1a(M)，UL(−)

この症例の ポイント

- RAC 陽性は *H. pylori* 未感染の所見である．
- *H. pylori* 未感染の症例は未分化型胃癌を探す！
- 未分化型胃癌は褪色調が多い．
- 初期の未分化型胃癌では，色調の変化のみで凹凸の変化は伴わない．

MEMO　*H. pylori* 未感染胃癌

- *H. pylori* 未感染胃癌は 1〜3 ％程度と報告されているが，その定義が一定でなく，真の *H. pylori* 未感染かどうかが問題となる．
- われわれは，*H. pylori* 未感染を厳密に判断するため，① 除菌歴なし，② 胃の手術歴なし，③ 内視鏡的に萎縮の所見なし，④ ペプシノゲン法陰性，⑤ 血清 *H. pylori* 抗体陰性，⑥ 尿素呼気試験陰性の 6 つの条件をすべて満たすもののみを *H. pylori* 陰性と定義し，ESD 検体 1,636 例を検討し，*H. pylori* 未感染胃癌を 20 症例認めた（1.2 ％）．そのすべては未分化型胃癌であり，87 ％が褪色を含む病変であった[39]．
- 内視鏡で *H. pylori* 未感染と思われる所見を認めた場合は，褪色粘膜に注意して観察し，未分化型胃癌を探さなくてはいけない．なお，その後の検討では，*H. pylori* 未感染の胃底腺型胃癌が数例見つかっている．

コラム　めずらしい偶発症

　午後の検査も終わりかけた午後 4 時頃に，午前中に上部消化管内視鏡を行った患者の家族から電話があった．患者は 60 歳代女性．一人で検査に来て，慢性胃炎の所見のみでとくに生検もせずに終了している．その後，会計を終えて，バスと電車を乗り継いで自宅に帰っている．ところが，自宅で "自分が今日 1 日，何をしていたかわからない" と繰り返していると娘さんからの電話であった．鎮静剤を使うと，"検査が知らないうちに終わりました" ということはしばしば経験するが，この患者は鎮静剤を使っていない．電話口の娘さんはかなり困惑しているようであり，来院するように指示した．

　娘さんと一緒に来院した患者は，"朝起きてからの記憶がないんです" と混乱している．意識は清明で生年月日や住所，電話番号などは問題なく答えることができ，神経学的所見も異常は認めない．しかし，病院で検査したことなどを説明しても，しばらくすると "なぜ私は今ここにいるのですか？" と同じ質問を繰り返している．娘さんも医療者側を不審そうに見つめている．私は幸いにも同様な疾患を研修医 1 年目に経験しており，すぐに一過性全健忘と診断でき，患者，家族に適切に説明することができた．

　一過性全健忘は，なんらかのストレスが誘因となり，逆行性健忘と順行性健忘をきたす疾患であり，短期記憶を形成する海馬の一時的な障害と考えられている．24 時間以内に回復することが多い．意識障害はないが，短期記憶が形成されないため，自分の状況を理解できずに，混乱してしまう．内視鏡を契機とした一過性全健忘の報告例も散見され[a]，私もこれまで 3 例経験している．

　このような疾患があるということを知らないと，対応に戸惑ってしまう可能性もあり，ぜひ知っておいてほしい偶発症である．

a) 塚田健一郎，他：上部消化管内視鏡検査後に，一過性全健忘を来した 3 症例．Gastroenterol. Endosc. 48：1215-1220, 2006

case 4 健診センターでのスクリーニング内視鏡検査 ④ 〔*H. pylori* 未感染胃癌〕

解答 胃癌は ① に写っています．

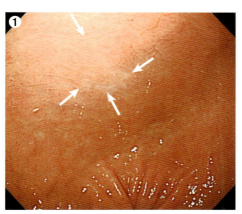

- 背景粘膜は光沢がありなめらかではあるが，やや浮腫状で RAC も不明瞭である．しかし，萎縮や腸上皮化生は認めない．*H. pylori* 感染の判断は迷う症例である．
- 前庭部小彎に若干褪色調の粘膜を認める（→）．この病変の拾い上げはとても難しいが，周囲に萎縮がないにもかかわらず，単発で褪色領域を認めることから，印環細胞癌を疑う．

NBI 非拡大像

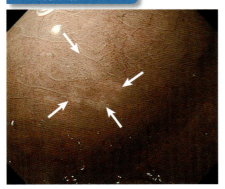

- NBI では，周囲よりやや淡い褐色調として認識される．

インジゴカルミン散布像

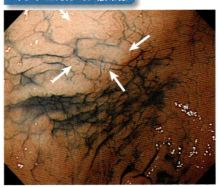

- インジゴカルミンを散布すると，色調の変化は不明瞭となり，胃小区模様も変化がないことから病変の視認性が悪くなる．このように粘膜表層に変化を生じていない場合は，癌が粘膜表層に露出していないことが多い．実際この症例も，病変の粘膜中層のみに印環細胞癌が存在した．

診断 前庭部小彎，0-Ⅱb，6 mm，sig，T1a(M)，UL(−)

この症例の ポイント

- 敷石状粘膜の存在は *H. pylori* 感染の診断を難しくする．
- *H. pylori* 未感染症例ではわずかな褪色を探す．

1 年前の内視鏡像

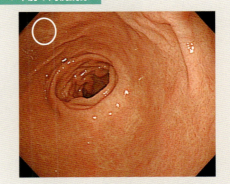

- 1 年前も同部位に褪色粘膜は存在しており（○），あまり変化はないようである．

その他の画像には，何が写っているのでしょうか？

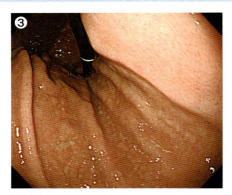

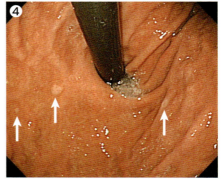

- 粘膜は全体的にやや浮腫状であり，ひだとひだの間には大小不同の半球状の隆起が多発している．色調は周囲粘膜と変わらない．これは"敷石状粘膜"と称される所見である．隆起部分では粘膜が厚くなるため RAC が不明瞭となる．本症例は H. pylori 未感染であるが，敷石状粘膜のため，H. pylori 感染の判断が難しくなった．

- 穹窿部にも扁平な隆起が多発しているが，色調は白色調であり，多発性白色扁平隆起（春間・川口病変）である．

> **MEMO　敷石状粘膜**
>
> - 胃体部の粘膜が浮腫状となり，顆粒状の隆起粘膜を無数に認め，石を敷き詰めたような粘膜所見を"敷石状粘膜"と称する．隆起はひだの間に認められることが多い．H. pylori 未感染で PPI 長期内服例に多いとされている．PPI の長期投与により壁細胞の過形成性変化や変形をきたし，隆起を呈するものと考えられている[40]．
> - 画像は別症例．H. pylori 未感染．ラベプラゾールナトリウム 10 年間内服．
>
>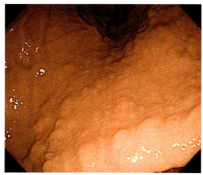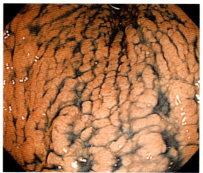

第Ⅳ章　胃癌は見つかりましたか？

健診センターでのスクリーニング内視鏡検査 ⑤ 〔*H. pylori* 未感染胃癌〕

解答 胃癌は ① に写っています．

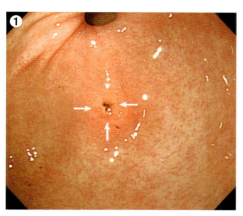

- 背景粘膜は光沢がある均一な橙赤色の粘膜で，RAC 陽性である．胃底腺ポリープも認める．*H. pylori* 未感染症例である．
- 幽門前部大彎にヘマチン付着を伴う単発のびらんを認める（→）．*H. pylori* 未感染症例では前庭部のびらんはありふれており，この時点では癌を疑うことはできないが，単発である点は気にかかる．

インジゴカルミン散布像

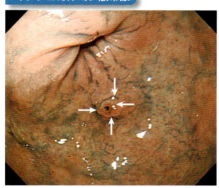

- インジゴカルミンを散布すると，境界明瞭な陥凹面が認識される．浅い陥凹であるが，カッターで切ったようなきれいな段差である．この所見だけで癌と診断することは難しい．しかし，単発のびらんであり，境界明瞭な段差を伴うことから，癌も鑑別に挙げて生検は行いたい病変である．
- なお，良性びらんでは周囲とはなだらかに移行するため，このような明瞭な境界は示さないことが多い．

診断 幽門前部大彎，0-Ⅱc，4 mm，sig，T1a(M)，UL(−)

この症例の ポイント

- 単発のびらんは癌を鑑別に挙げる．
- インジゴカルミンの散布で癌を疑う所見を拾い上げる．

健診センターでのスクリーニング内視鏡検査⑥　〔H. pylori 現感染胃癌〕

解答　胃癌は⑥に写っています．

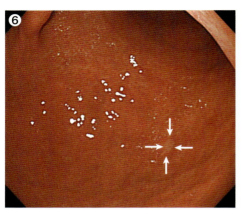

- 背景粘膜には C-2 の萎縮がある．体部は淡いびまん性発赤を呈している．H.pylori 現感染の所見である．
- 体下部大彎に褪色斑を認める．周囲に同様の褪色斑は認めない．

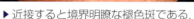
近接像　　　インジゴカルミン散布像

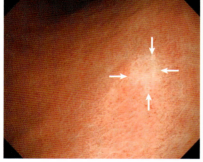
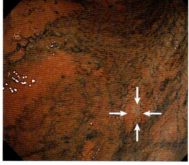

- 近接すると境界明瞭な褪色斑である．
- インジゴカルミンを散布すると，H. pylori 感染のため周囲粘膜は大小不同の胃小区模様を呈している．褪色斑は周囲と同様の胃小区模様であり，凹凸は認めない．Ⅱbの印環細胞癌を疑う．

診断　体下部前壁，0-Ⅱc，6 mm，sig，T1a(M)，UL(−)

この症例のポイント
- 萎縮による褪色斑と，未分化型胃癌の褪色斑を見極める．

👓　その他の画像には，何が写っているのでしょうか？

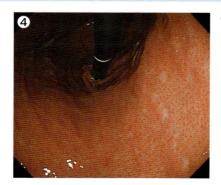

- 体部小彎にも褪色斑が多発している．やや縦走する傾向にあり，多発していることから，非萎縮領域内に存在する限局性萎縮による褪色斑と判断する．

健診センターでのスクリーニング内視鏡検査 ⑦　〔*H. pylori* 未感染胃癌〕

解 答　胃癌は ③ ⑥ に写っています．

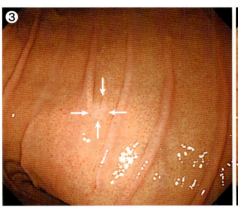
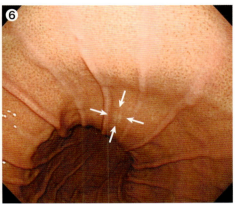

▶ 粘膜は RAC 陽性で，萎縮がない *H. pylori* 未感染の背景粘膜である．
▶ 体下部小彎に淡い褪色粘膜を認める．

インジゴカルミン散布像

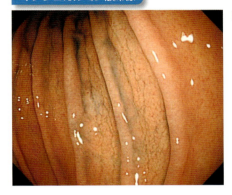

▶ インジゴカルミンを散布すると，病変は凹凸がない 0-Ⅱb である．萎縮のない胃底腺領域の褪色粘膜であり，印環細胞癌を疑う．

診 断　体下部小彎，0-Ⅱc，4 mm，sig，T1a(M)，UL(−)

この症例の ポイント

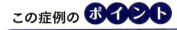

- *H. pylori* 未感染症例は褪色を探す．

その他の画像には，何が写っているのでしょうか？

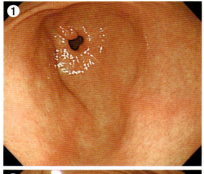 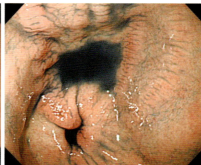

- 前庭部には縦走する線状の発赤を数条認める．"稜線状発赤"という所見である．*H. pylori* 未感染の胃炎のない粘膜に見られやすい．

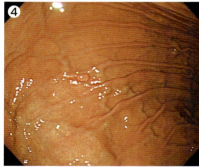 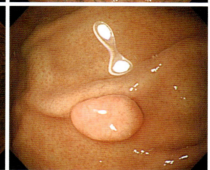

- 体上部大彎に山田Ⅱ型のポリープを認め，胃底腺ポリープである．近接するとわずかにくびれがあり，境界が全周に追えることからSMTとの鑑別ができる．

コラム　胃癌の色は？

　教科書を見ると胃癌の色調は，赤，白，褪色などと書かれている．どの色も原色ではなく，周囲よりもやや赤っぽい，白っぽいという訳で，発赤調，白色調と表現されている．常に周囲の背景粘膜と比較しての色調の微妙な違いを捉える必要がある．また，教科書ではあまり触れられていないが，黄色の胃癌もよく見かける．もちろん，原色の黄色ではなく，周囲よりもやや黄色っぽいという程度である．この微妙な黄色に気がつくと，胃癌の発見率は上がってくる．

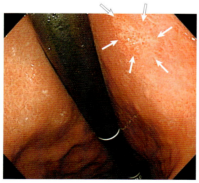 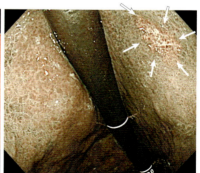

体中部後壁に周囲よりもやや黄色調の粘膜を認める．この周囲よりもやや黄色っぽい感じが胃癌の拾い上げに重要である．また，NBI 非拡大（右）では病変は褐色調を呈し，色調の違いで病変が簡単に視認できる．
▶体中部後壁，0-Ⅱc，8 mm，tub1，T1a(M)，UL(−)

健診センターでのスクリーニング内視鏡検査 ⑧ 〔H. pylori 未感染胃癌〕

解 答 胃癌は ④⑤ に写っています．

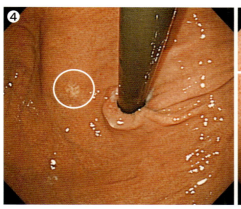

▶ 背景は RAC 陽性で，萎縮のない H. pylori 未感染の粘膜である．
▶ 穹窿部後壁に褪色した境界明瞭な粘膜（○）を認める．粘膜表面はなめらかで光沢があり，表層には拡張，蛇行した血管を伴う（→）．

インジゴカルミン散布像

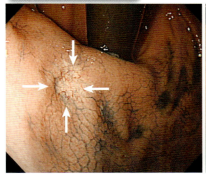
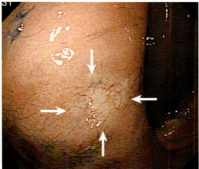

▶ インジゴカルミンを散布すると，病変表面は平滑であり，凹凸ははっきりしない．

NBI 非拡大像

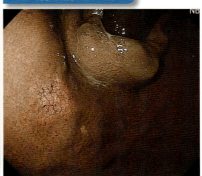

▶ NBI 非拡大では周囲より淡い褐色調を呈し，境界はやや不明瞭である．

ESD 病理組織像

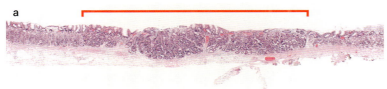
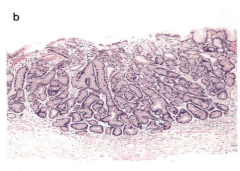
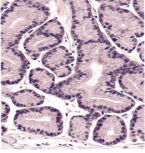

a：HE 染色・弱拡大像．赤線で示した範囲に腫瘍を認める．背景は萎縮の目立たない胃底腺粘膜である．

b：HE 染色・腫瘍中央部中拡大像．粘膜の中層〜深層を主体に，軽度の大小不同や分岐を示す腺管が密に増生を示す．

c：HE 染色・腫瘍強拡大像．核は類円形で基底膜側に配列している．胞体は淡く好塩基性を呈しており，主細胞に類似する．いわゆる胃底腺型胃癌（主細胞優位型）に相当する．粘膜内に留まる病変であった．

▶ 免疫染色では，pepsinogen-Ⅰ および MUC6 が広く陽性を示し，H^+/K^+-ATPase がごく一部で陽性であった．

診断 穹隆部後壁，0-Ⅱb，6 mm，gastric adenocarcinoma of fundic gland type，T1a(M)，UL(−)

この症例のポイント

- *H. pylori* 未感染症例では，胃底腺型胃癌にも注意する．
- 胃底腺型胃癌は平坦な褪色調の病変で，表面に拡張，蛇行した血管を伴う．
- 胃底腺型胃癌は MALT リンパ腫，カルチノイド腫瘍が鑑別に挙がる．

MEMO 胃底腺型胃癌（gastric adenocarcinoma of fundic gland type）

- 胃底腺型胃癌は，2010年に Ueyama[41] らによって初めて提唱された比較的新しい胃癌の組織亜型である．粘膜深層の胃底腺から発生するため，表層は非腫瘍粘膜で覆われ，粘膜深部では主細胞，副細胞，壁細胞に類似した分化を示す癌細胞が増殖する．免疫染色では主細胞に特異的な pepsinogen-Ⅰ，壁細胞に特異的な H^+/K^+-ATPase，副細胞のマーカーの MUC6 が陽性となる．
- 高齢者の胃体上部に好発し，*H. pylori* 未感染例に多い．小さな病変でも粘膜下へ浸潤することが多いが，細胞増殖活性や脈管侵襲性がきわめて低く，低悪性度で予後が良い腫瘍と考えられている[42]．
- 内視鏡所見は SMT 様の平坦な隆起が典型的であり，色調は褪色調で，表面に拡張した樹枝状血管を伴うことが多い[43]．

7年前の内視鏡像

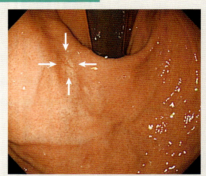

- 7年前の画像も同様の所見である．胃底腺型胃癌は増殖が遅い癌であることを示している．

別症例①：胃底腺型胃癌

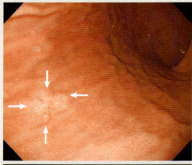 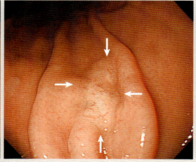 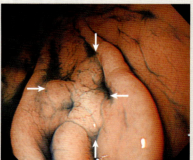

- *H. pylori* 未感染の症例．褪色調でやや厚みのある粘膜を認める．粘膜表面はなめらかで，光沢を有する．境界はやや不明瞭であり，表面に拡張，蛇行した血管を認める．通常観察での診断は MALT リンパ腫または胃底腺型胃癌であった．
- NBI 拡大（下）ではあたかも木の幹から枝が分岐したような異常血管像を認め，MALT リンパ腫に特徴的な tree like appearance[44] と類似した所見を示した．このように MALT リンパ腫と胃底腺型胃癌は類似の所見を呈することがある．
- 診断：体中部大彎，0-Ⅱb，15 mm，gastric adenocarcinoma of fundic gland type，T1b(SM1，400 μm)，UL(−)

別症例②：胃底腺型胃癌

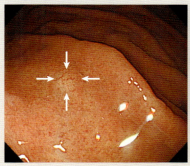 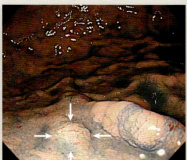 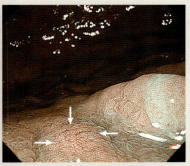

- 微小胃底腺型胃癌の症例．H. pylori 除菌後である．背景粘膜は萎縮のない胃底腺領域である．体上部大彎に 2 mm 大の黄色から褪色調の SMT 様隆起を認める．表面に拡張，蛇行した血管を伴っている．
- NBI 中拡大（右）では腺窩開口部が開大した所見を認め，上皮下の腫瘍により，腺窩開口部が引き伸ばされた所見である．
- 内視鏡診断としては，胃底腺型胃癌，カルチノイド腫瘍を考えるが，鑑別は難しい．
- 診断：体中部大彎，0-Ⅱa，2 mm，gastric adenocarcinoma of fundic gland type，T1a（M），UL（-）

比較！ 胃 MALT リンパ腫（別症例）

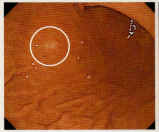 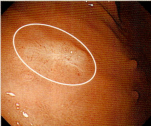 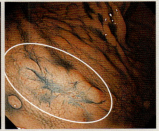

- H. pylori 未感染の MALT リンパ腫の症例である．胃底腺型胃癌と同様に光沢のある褪色調の粘膜で，表層に拡張，蛇行する血管を伴う．MALT リンパ腫は境界が不明瞭で，多発し，多彩な所見をとることが多いが，胃底腺型胃癌と鑑別が難しい症例も経験する．大切なことは胃底腺型胃癌または MALT リンパ腫を疑っているという臨床情報を病理側に伝えることである．

比較！ カルチノイド腫瘍（別症例）

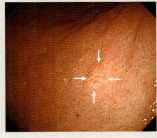 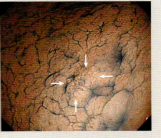

- A 型胃炎を背景とする多発カルチノイド腫瘍である．体中部大彎後壁に黄色調の扁平隆起性病変を認める（→）．表面には拡張，蛇行した血管を認める．胃底腺型胃癌との鑑別は難しい．
- 診断：体中部大彎後壁，0-Ⅱa，3 mm，carcinoid tumor（Neuroendocrine tumor Grade 1），T1a（M），※ Rindi 分類Ⅰ型（p.165 表参照）

その他の画像には，何が写っているのでしょうか？

❶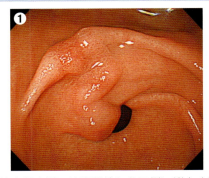

- 前庭部小彎には幽門輪から口側に縦走する発赤調で浮腫状の粘膜を認める．頂部にはびらんを伴っており，隆起型びらんの所見である．H. pylori 未感染の前庭部によく見かける．

健診センターでのスクリーニング内視鏡検査 ⑨ 〔*H. pylori* 未感染胃癌〕

解 答 胃癌は ③ に写っています．

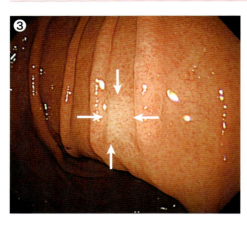

▶ 体部は全体的に RAC を伴うつややかな背景粘膜であり，*H. pylori* 未感染と判断する．*H. pylori* 未感染症例では褪色粘膜に注意して検査を行う．
▶ 体下部小彎に周囲より褪色調の粘膜を認め，この時点で印環細胞癌を疑う．

NBI 非拡大像　　**インジゴカルミン散布像**

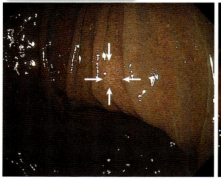
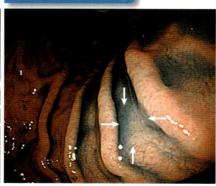

▶ NBI 非拡大では，周囲より淡い褐色調の粘膜として視認される．

▶ インジゴカルミンを散布すると，粘膜表面に凹凸がないため，病変が不明瞭となった．
▶ このように色調の変化のみの印環細胞癌は，病理学的には粘膜中層にのみ癌が存在していることが多い．

診 断 体下部小彎，0-IIb，5 mm，sig，T1a(M)，UL(−)

この症例のポイント
H. pylori 未感染症例は，褪色を探す！

その他の画像には，何が写っているのでしょうか？

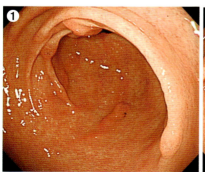
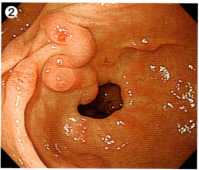

- 前庭部には浮腫状の隆起を伴うびらんが多発しており，一部数珠状に連なっている．隆起以外の背景粘膜には浮腫状変化は認めない．
- これは「胃炎の京都分類」(p.30 参照) で"隆起型びらん"と称される所見であり，*H. pylori* 未感染症例で観察されることが多い．

健診センターでのスクリーニング内視鏡検査⑩：若年女性の胃癌　〔H. pylori 現感染胃癌〕

解答　胃癌は⑥に写っています．

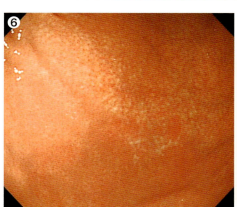

- 背景は C-2 の萎縮を認める．
- 胃角大彎の黄色の点線が萎縮境界であり，その口側は萎縮のない胃底腺領域である．萎縮境界のすぐ口側の胃底腺領域内に三角形の褪色粘膜を認める（→）．
- 褪色粘膜を見た場合の鑑別診断としては，局所の萎縮，未分化型胃癌，MALT リンパ腫が挙げられる．

インジゴカルミン散布像

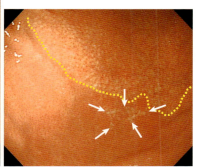

- インジゴカルミンを散布すると，病変は明らかに萎縮境界より口側にあることが認識でき，萎縮よりも未分化型胃癌またはMALT リンパ腫を疑う．未分化型胃癌と MALT リンパ腫の鑑別を表に示す．本症例の内視鏡所見からは境界が比較的明瞭であり，MALT リンパ腫より未分化型胃癌を疑う．
- 萎縮境界より肛門側にはびまん性の小隆起を認め，これは"鳥肌胃炎"と呼ばれる所見であり，H. pylori 感染に反応したリンパ濾胞の過形成と考えられている．鳥肌胃炎を認めた場合は若年者の未分化型胃癌のハイリスク群と報告されている[45]．

表　未分化型胃癌と MALT リンパ腫の内視鏡所見

	未分化型胃癌	MALT リンパ腫
病変数	単発	多発することも多い
色調	褪色	褪色，発赤
境界	比較的明瞭	不明瞭
蚕食像	あり（断崖状）	なし
陥凹面	インゼルを伴うことがある	びらん，潰瘍など多彩な所見

MALT リンパ腫は多様な所見を呈し，褪色調の病変は未分化型胃癌との鑑別が難しい病変も多い．

ESD 病理組織像

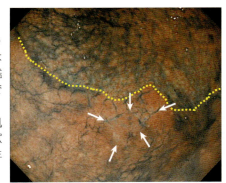
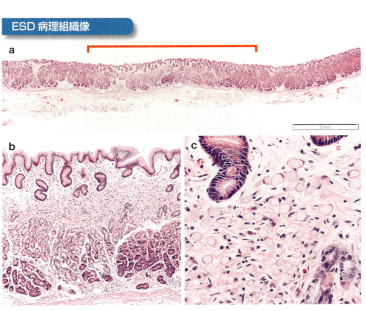

a：HE 染色・弱拡大像．赤線で示した部位に腫瘍を認める．背景は萎縮のない胃底腺粘膜で，病変部と粘膜の厚みに差異はない．
b：HE 染色・病変部中拡大像．粘膜の中層（腺頸部）主体に腺窩上皮や胃底腺が不明瞭な領域が帯状に認められ，淡好酸性細胞質をもつ印環細胞が分布する．
c：HE 染色・病変部強拡大像．腺頸部に増殖する印環細胞癌．

診 断　胃角大彎，0-Ⅱb，10 mm，sig，T1a(M)，UL(−)

この症例のポイント

- 若年者のスクリーニングは未分化型胃癌に注意する．
- 萎縮境界を意識して観察する．
- 鳥肌胃炎は *H. pylori* 感染の所見である．
- 鳥肌胃炎は未分化型胃癌のリスクが高い．

比較！ 別症例

① 鳥肌胃炎（p.28 参照）
- 前庭部を中心に 2〜3 mm 大の小結節状の隆起をほぼ均一に認める．
- インジゴカルミン散布により，小隆起が明瞭となり，中央に白色斑点を認める．この白色斑点はリンパ濾胞であると病理組織学的に証明されている．

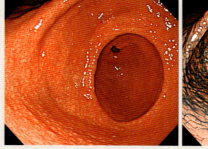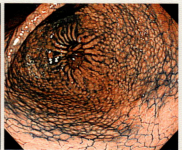

② MALT リンパ腫
- 体上部前壁に境界不明瞭な褪色粘膜を認める．蚕食像は認めず，未分化型胃癌よりも MALT リンパ腫を疑う．

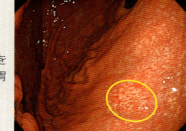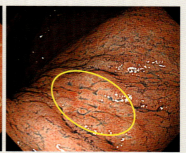

MEMO　若年者の胃癌

- 胃癌の好発年齢は 60〜70 歳であり，40 歳未満の若年者の胃癌は 4〜15％と比較的まれである．高齢者の胃癌では男女比は 2：1 程度であるが，若年者に限るとほぼ 1：1 であり，組織型は未分化型胃癌が多い[46]．
- 進行した状態で発見されることも多く，予後不良とされていたが，内視鏡検査の普及により，若年者の胃癌も内視鏡治療の適応拡大の範疇で見つかる症例も経験するようになった．
- 当院で 2007〜2015 年に胃癌の ESD を施行した 2,708 例のうち 40 歳未満は 20 症例（0.7％）であり，女性 9 例，男性 11 例であった．組織型は未分化型胃癌 16 例（80％），分化型胃癌 4 例（20％）であり，色調は褪色を含む病変が 17 例（85％）であった．
- 若年者の内視鏡を行う際には，褪色に注意して観察すべきである．

case 11 慢性胃炎のスクリーニング内視鏡検査① 〔H. pylori 除菌後発見胃癌〕

解答 胃癌は ④⑤ に写っています.

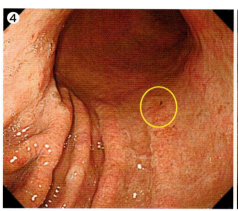
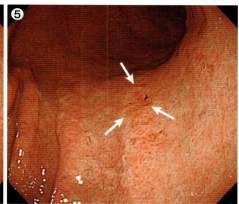

- 背景粘膜は全体的に O-3 の萎縮と腸上皮化生を認め,除菌後の変化である地図状発赤,発赤陥凹が多発している.このような背景粘膜では,良性の発赤陥凹の中から,癌による陥凹を探すことは難しい.
- ④の写真では,体中部大彎後壁に周囲の発赤陥凹よりもやや大きく目立つ陥凹を認める.
- ⑤のように近接すると→のように陥凹性病変を認め,周囲の発赤陥凹よりも若干黄色調である.この時点で癌を疑って詳細に観察する.

インジゴカルミン散布像

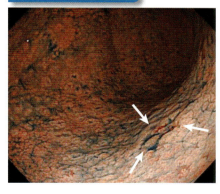

- インジゴカルミンを散布すると陥凹面が明瞭となり,周囲の発赤陥凹よりも大きく不整な陥凹であり,色調もやや黄色調であることが認識できる.
- 発見時は見下ろしの写真のみであったが,体部後壁は見下ろしでは接線方向で観察しにくい.反転して正面視でも観察することが重要である.

診断 体中部大彎後壁,0-Ⅱc,10 mm,tub1,T1a(M),UL(−)

この症例の ポイント

- H. pylori 除菌後の発赤陥凹が多発する症例では,周囲の発赤陥凹よりも大きく不整な陥凹を探す.
- インジゴカルミンの散布により,発赤陥凹の良悪性の鑑別が容易になる.

case 12 慢性胃炎のスクリーニング内視鏡検査② 〔*H. pylori* 除菌後発見胃癌〕

> **解答 ❶** 1つめの病変は③④に写っています．

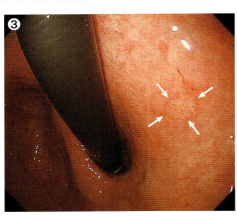
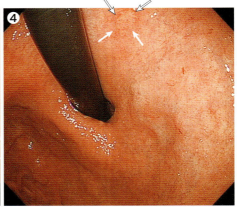

▶ 背景は萎縮と腸上皮化生を認め，白色，発赤が入り混じった多彩な粘膜である．散在するヘマチンの付着は *H. pylori* 除菌後の変化である．体上部小彎に周囲よりもやや黄白色調の円形の粘膜（→）を認める．

▶ 多くの病変を経験すると，この色調の変化は自然に目に飛び込んでくる．

近接像

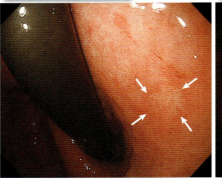

インジゴカルミン散布像

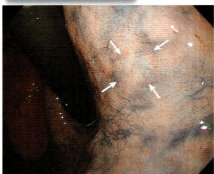

▶ インジゴカルミンを散布すると，病変の視認性が悪くなる．

▶ このように凹凸がなく，粘膜表面の変化も乏しい病変では，インジゴカルミン散布で逆に病変がわかりにくくなることがある．

▶ 近接すると，病変は凹凸の変化は伴わず，色調の変化のみである．

▶ 境界は比較的明瞭である．

NBI 非拡大像

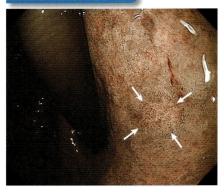

▶ NBI 観察では，周囲よりも淡い褐色調を呈し，境界は明瞭である．

> **診断 ❶** 体上部小彎，0-Ⅱb，4 mm，tub1，T1a(M)，UL(−)

| 解 答 ❷ | 2つめの病変は ① ② に写っています．

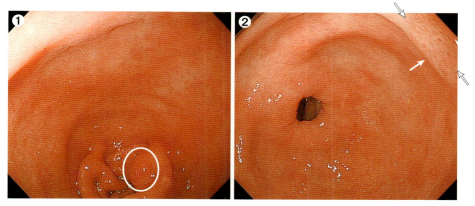

- ①の写真では，前庭部後壁に発赤粘膜を認める（○）．遠景で，蠕動運動に乗って病変の詳細は不明である．②の近接の写真では，発赤陥凹が写真の端に写っている（→）．この検査時は病変に気がついていなかった．
- 前庭部は蠕動運動が激しい場合があり，病変の見逃しの原因となる．蠕動運動は周期的に起きているので，少し待つと，蠕動は収まり観察が可能となる．また，必要に応じてブスコパン®やグルカゴンの投与やミンクリア®の散布を行う．

半年後の内視鏡像

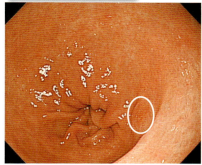 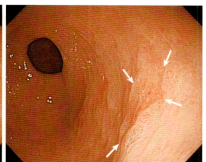

- 半年後の病変発見時の写真である．この時も，前庭部は蠕動運動が激しかったが，収縮が収まったときに観察すると，発赤陥凹性病変が認識できる（→）．陥凹周囲には反応性隆起を認める．

インジゴカルミン散布像

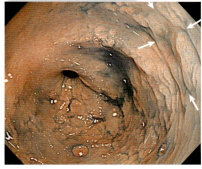 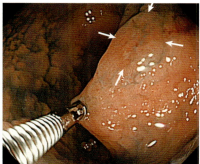

- インジゴカルミンを散布すると陥凹面が明瞭となる．
- 後壁側は接線方向で観察しにくいため，鉗子で口側を引っ張ることにより正面視に近い像が得られる．棘状の蚕食像を呈し，分化型胃癌と診断できる．

この症例の ポイント

- 黄白色調の粘膜に注意する．
- 色調の変化のみの病変はインジゴカルミンで病変が不明瞭となる．
- 前庭部は蠕動運動に隠れて病変が見逃されることがある．

| 診 断 ❷ | 前庭部後壁，0-Ⅱc，6 mm，tub1，T1a(M)，UL(−)

慢性胃炎のスクリーニング内視鏡検査 ③ 〔H. pylori 現感染胃腺腫〕

解答 胃腫瘍は ⑥ に写っています．

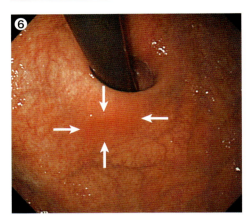

- 背景粘膜は O-2 の萎縮を認め，粘膜下の血管が透見される．
- 噴門部後壁に周囲より発赤し，血管透見の消失を認める箇所がある（→）．
- この時点では，癌とは診断できないが，疑いをもって詳細な観察が必要であると認識できる．

近接像
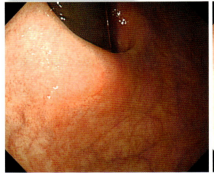

- 近づいて観察するが，正面視だと病変の詳細はわからない．

角度を変えて—接線方向から
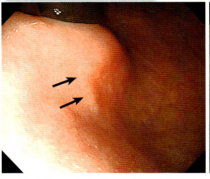

- 接線方向から観察し，若干空気量を少なくすると，辺縁の立ち上がりが認識でき，隆起性病変であることがわかる．

インジゴカルミン散布像
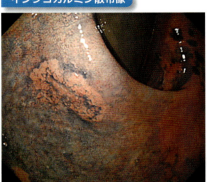

- インジゴカルミンを散布すると病変の境界がはっきりと認識される．病変の中央は陥凹している．

ESD 病理組織像
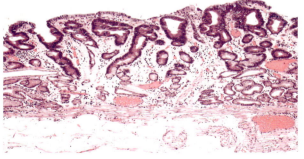

- HE 染色・病変部中拡大像．粘膜表層主体に，中等度から高度異型の管状腺腫を認める．

診断 噴門部後壁，0-Ⅱa+Ⅱc 型，16 mm，tubular adenoma with moderate to severe atypia

この症例のポイント

- ちょっとした発赤，血管透見の消失に注意する．
- 怪しいと思ったら，近接したり，角度や空気量を変えて観察する．
- 接線方向から観察すると凹凸がわかりやすい．
- 空気量を少なくすると凹凸がわかりやすい．
- 凹凸がある病変は，インジゴカルミン散布で病変の詳細が明瞭となる．

その他の画像には，何が写っているのでしょうか？

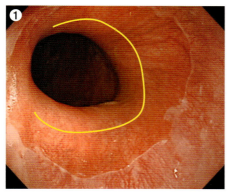

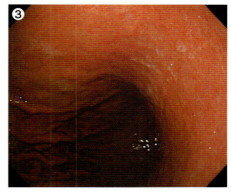

- 食道胃接合部では逆流性食道炎の評価とバレット上皮の評価を行う．
- とくに昨今はバレット食道腺癌が増加しており，注意深く観察する必要がある．
- 柵状血管の下端である黄線が食道胃接合部であり，それより口側の円柱上皮は short segment Barrett's esophagus（SSBE）である．
- GERDは，ロサンゼルス分類（改変）のGrade Mである．

- 体部はびまん性発赤を認める．びまん性発赤とは連続的な拡がりをもった均等な発赤である．
- 白濁した粘液が付着している．
- これらの所見は，*H. pylori* の現感染を示す．

コラム　胃腺腫の治療の適応は？

　胃腺腫に対しての治療の適応は施設により相違がある．がん研有明病院では生検で胃腺腫と診断された病変のなかで，以下に該当するものは癌の可能性が高く[a), b)]，内視鏡治療の適応としている．

① 2 cm 以上
② 発赤が強い
③ 陥凹型
④ 病理で高異型度腺腫
⑤ NBI拡大で癌を疑う所見

a) Kasuga, A., Yamamoto, Y., Fujisaki, J., et al.: Clinical characterization of gastric lesions initially diagnosed as low-grade adenomas on forceps biopsy. Dig. Endosc. 24; 331-338, 2012
b) Tsuji, Y., Ohata, K., Sekiguchi, M., et al.: Magnifying endoscopy with narrow-band imaging helps determine the management of gastric adenomas. Gastric Cancer 15; 414-418, 2012

case 14 慢性胃炎のスクリーニング内視鏡検査 ④

〔H. pylori 除菌後発見胃癌〕

解 答 胃癌は ② に写っています．

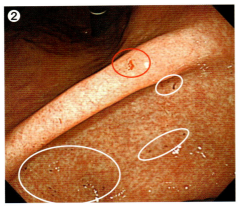

- 背景粘膜は C-2 の萎縮を認める．萎縮の領域では分化型胃癌を念頭において観察を行う．
- 前庭部に小さな黒褐色のヘマチン（白○）が多発している．除菌後の変化である．
- 明らかにヘマチンとは違う鮮血（赤○）が胃角小彎に付着している．これは，自然出血と呼ばれ，胃癌を疑う所見の1つである．内視鏡が直接接触していないにもかかわらず，内視鏡の送気や洗浄の刺激により誘発される新鮮血であり，癌の表面粘膜は正常の粘膜に比べて脆弱であることに起因する．

洗浄時

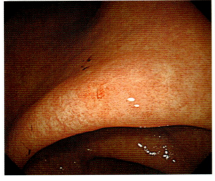

洗浄後

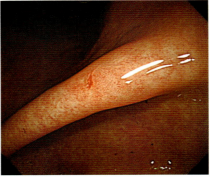

- 癌による自然出血は洗浄すると洗い流されるが，すぐに新しい出血が誘発される．
- 一方，癌に由来しないヘマチンは洗浄しても新しい出血は誘発されない．

NBI 非拡大像

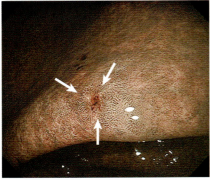

インジゴカルミン散布像

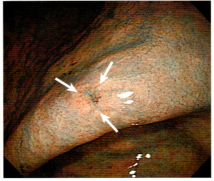

- NBI 非拡大およびインジゴカルミン散布では，小さな陥凹性病変であるとわかる．小さな病変では蚕食像など典型的な悪性所見を伴わないことも多く，この症例も通常のびらんと鑑別することは難しい．
- しかし，自然出血を認めたことから，癌を疑い生検すると tub1 と診断され，ESD が施行された．

ESD 病理組織像

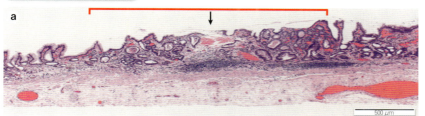

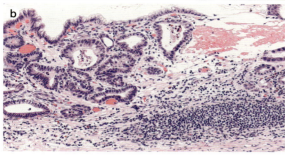

a：HE 染色・病変部弱拡大像．赤線で示した範囲に腫瘍を認める．標本上 2 mm 大．病変中心部には出血巣を認める（→）．
b：HE 染色・病変部中拡大像．不整な管状構造を示す高分化管状腺癌（tub1）．写真右側に出血部位を認める（a の→）．

診 断　胃角小彎，0-IIc，2 mm，tub1，T1a(M)，UL(－)

この症例のポイント

- 萎縮領域では，分化型胃癌を探す．
- 自然出血を見たら胃癌を疑え！
- 微小胃癌は，悪性所見が出にくい．
- 多発するヘマチンは *H. pylori* 未感染，*H. pylori* 除菌後の所見である．

比較！ 別症例

自然出血を伴う早期胃癌

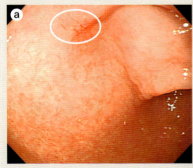 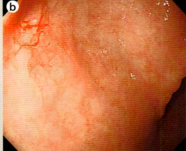 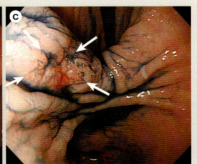

a：胃角小彎前壁の粘膜から，送気にて自然出血が誘発された．
b：近接して洗浄すると，発赤した陥凹性病変から出血していることがわかる．
c：インジゴカルミンを散布すると境界は明瞭となり，蚕食像を伴うことから分化型胃癌を疑う．周囲の隆起は反応性隆起であり，非癌粘膜の過形成である．
- ESD 後の病理は，胃角小彎前壁，0-IIc，10 mm，tub1，T1a(M)，UL(－)であった．

case 15 慢性胃炎のスクリーニング内視鏡検査 ⑤ 〔H. pylori 除菌後発見胃癌〕

解答 胃癌は ② に写っています．

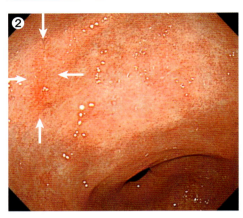

- 背景粘膜は C-3 萎縮を認める．前庭部には発赤斑が多発している．
- 前庭部小彎に，周囲に隆起が少し目立つ発赤陥凹性病変を認める．

近接像　　インジゴカルミン散布像

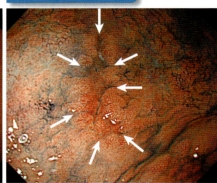

- 近接では，陥凹周囲の隆起がはっきりと視認される．
- インジゴカルミンを散布すると，→のように陥凹面が認識され境界は棘状の蚕食像を認める．辺縁の隆起は反応性隆起と考え，分化型胃癌を疑う．

診 断　前庭部小彎，0-Ⅱc，10 mm，tub1，T1a(M)，UL(−)

この症例のポイント
- 周囲に隆起を伴う発赤陥凹は，分化型胃癌を疑う．
- インジゴカルミンの散布で，蚕食像を観察する．

その他の画像には，何が写っているのでしょうか？

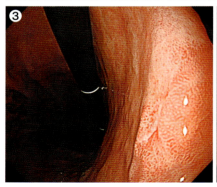
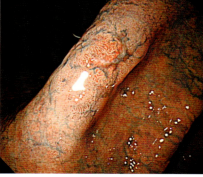

- 胃角小彎に不整形のびらんを認める．インジゴカルミンの散布では，辺縁が棘状の蚕食像のようにも見える．
- 生検結果は Group 1 であった．内視鏡診断では限界もあるため，迷った病変は積極的に生検による病理診断を行う．

case 16 食後の胃痛を訴える患者 〔H. pylori 未感染胃癌〕

解 答 胃癌は ⑥ に写っています．

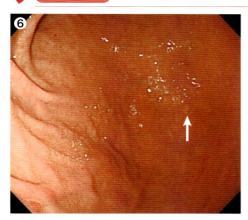

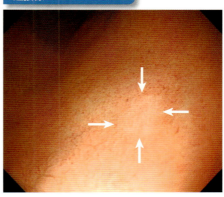
近接像

- 背景粘膜に萎縮はなく，RAC を認め，H. pylori 未感染を疑う．このような症例では分化型胃癌の可能性は低く，未分化型胃癌とくに印環細胞癌に注意して観察を行う．
- 胃角大彎に，遠景からも目立つ褪色粘膜を認める（→）．

- 近接すると，3 mm 大の褪色を認める．凹凸はなく，色調の違い以外の所見はない．
- この部位は内視鏡を前庭部から十二指腸に挿入すると，病変の上を内視鏡が擦ってしまう．小さな褪色のⅡb 病変は内視鏡が接触するだけで，病変の認識が困難となる．このような病変は内視鏡を肛門側に進める前に観察して，生検すべきである．

インジゴカルミン散布像

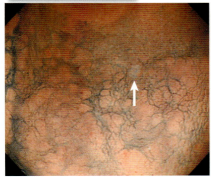
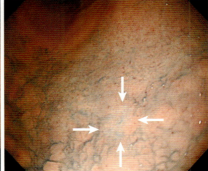

- インジゴカルミンを散布すると，通常観察よりも病変の視認性は悪くなる．
- このように凹凸がない褪色の病変では，インジゴカルミンの散布は効果がない．

診 断 胃角大彎，0-Ⅱb，3 mm，sig，T1a(M)，UL(−)

この症例の ポイント

- H. pylori 未感染症例は，印環細胞癌を探す．
- 印環細胞癌は褪色を呈する．
- 印環細胞癌の初期像はⅡb が多い．

1年前の内視鏡像
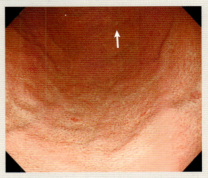

- 1年前にも同部位に 2 mm 程度の小さな褪色を認めるが，この時点での拾い上げは困難である．

case 17 胃の不快感を訴える患者　〔*H. pylori* 未感染胃癌〕

解答　胃癌は ② に写っています．

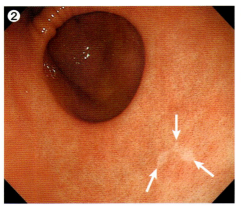

- 背景粘膜は均一な橙赤色のなめらかな粘膜であり，体部には全体的に RAC を認め，胃底腺ポリープが散在している．典型的な *H. pylori* 未感染の所見である．
- *H. pylori* 未感染の胃癌はほとんどが印環細胞癌であり，その初期像は褪色の 0-Ⅱb であることを念頭において観察すると，前庭部大彎に"へ"の字型の単発の褪色斑が目に入ってくる．この時点で，胃癌を強く疑う．

近接像

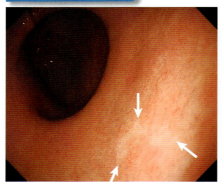

- 近接観察では，色調以外は周囲粘膜との差異は認めない．

インジゴカルミン散布像

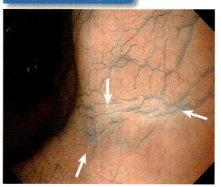

- インジゴカルミンを散布しても，病変の凹凸や胃小区模様の変化は目立たない．

診断　前庭部大彎，0-Ⅱb，4 mm，sig，T1a(M)，UL(−)

この症例の ポイント

- *H. pylori* 未感染症例は，未分化型胃癌，とくに印環細胞癌を探す．
- 未分化型胃癌は褪色である．

case 18 胸焼けを訴える男性 〔H. pylori 未感染バレット食道腺癌〕

解答 悪性腫瘍は ① に写っています．

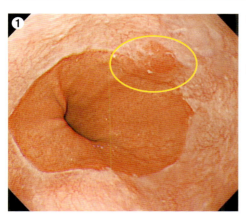

- 背景の胃粘膜は RAC 陽性で，光沢のあるなめらかな粘膜であり，H. pylori 未感染と考える．
- 食道胃接合部（esophagogastric junction；EGJ）の2時方向に発赤した扁平隆起性病変を認める．

近接像

- 左：見下ろし．近接すると柵状血管が視認できる．柵状血管の下端を青点線で示す．ここより口側が食道である．黄色点線は扁平上皮円柱上皮接合部（squamocolumnar junction；SCJ）である．2時方向に SCJ をまたぐように発赤扁平隆起を認める（→）．同部位は柵状血管は認めず，表面はやや粗糙である．この時点でバレット食道腺癌を強く疑う．
- 右：見上げ．反転してヘルニア嚢に入って病変を近接観察した．病変の境界はやや不明瞭である．

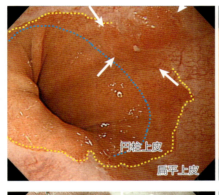
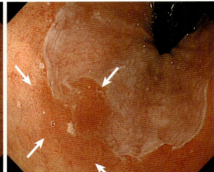

NBI 非拡大像

- 左：見下ろし，右：見上げ．
  NBI 観察では病変はやや茶褐色調を呈し，通常観察よりも境界は明瞭となる．

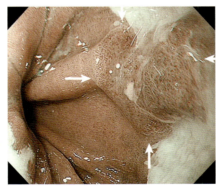
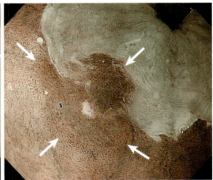

インジゴカルミン散布像

- 左：見下ろし，右：見上げ．
  インジゴカルミンを散布すると，病変の発赤は際立ち，境界が明瞭となる．

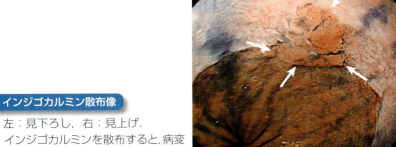
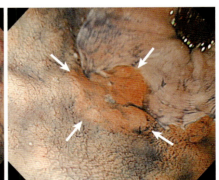

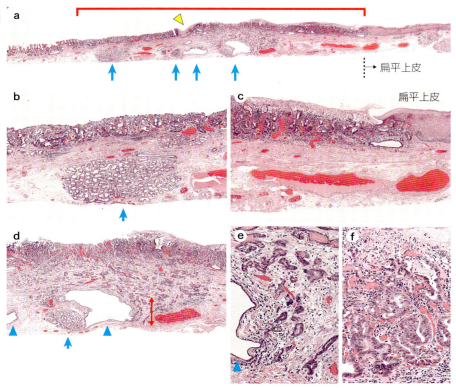

ESD 病理組織像

a：HE 染色・弱拡大像．右側が食道側，左側が胃側．赤線で示した部位に腫瘍を認める．病変の食道側端は食道重層扁平上皮に接している（黒点線）．腫瘍内には扁平上皮島（▷）を認めるほか，粘膜下には固有食道腺および導管が認められ（→），解剖学的に食道であることを示唆する．すなわち病変の大部分は食道側に存在していると考えられることから，病理学的にも本例はバレット食道腺癌として矛盾はないといえる．

b：HE 染色・病変胃側弱拡大像．粘膜内に中分化管状腺癌が拡がる．粘膜下には固有食道腺を認める（→）．

c：HE 染色・病変食道側弱拡大像．粘膜内に高分化〜中分化管状腺癌を認める．口側の扁平上皮下にわずかに進展を示す．

d：HE 染色・病変中心部の弱拡大像．粘膜内には密な増生を示す中分化管状腺癌を認める．多層化を示す粘膜筋板内および粘膜下層には線維化を伴い浸潤性増殖を示す腺癌成分を認める．浸潤巣近傍には固有食道腺（→），拡張を示す導管（▶）を認める．粘膜下層への浸潤は多層化を示す筋板の下端から測定し 500 μm（↔）．「食道癌取扱い規約」[47] では pT1b-SM2 に相当する．

e：HE 染色・粘膜下層浸潤部の強拡大像．小型腺管や小胞巣を形成する中分化〜低分化腺癌成分の浸潤．拡張を示す固有食道腺導管を認める（▶）．

f：HE 染色・粘膜内成分の強拡大像．高分化管状腺癌が主体である．

診 断 Ae，8 mm，0-Ⅱa，tub2＞tub1＞por2（adenocarcinoma of the Barrett's esophagus），T1b-SM2（500 μm）

この症例の ポイント

- 柵状血管の下端を確認して EGJ を同定する．
- バレット上皮内の右側壁の発赤隆起はバレット食道腺癌を疑う．

比較！別症例

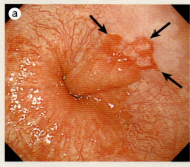 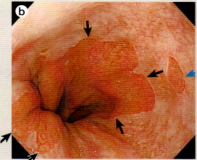 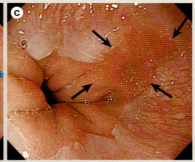

a：**逆流性食道炎**．EGJ の食道側の発赤は逆流性食道炎や SSBE (short segment Barrett's esophagus) の鑑別が問題となる．逆流性食道炎は三角状や，線状の形態をとり，周囲の粘膜が白濁したり毛羽立ちを伴うことが多い．この症例では 2 時方向に発赤した粘膜を認め（→），中央には薄い白苔が付着し，周囲粘膜は白濁し，境界は毛羽立ちを伴うことから，逆流性食道炎であると診断する．

b：**SSBE**．0〜3 時方向と 6〜8 時方向に発赤した粘膜を認める（→）．3 時方向のさらに口側には円形の同様の発赤粘膜を認める（青→）．これらは粘膜面の凹凸はなく，柵状血管を伴うことからバレット上皮と診断でき，3 cm 以下であることから SSBE と判断される．

c：**バレット食道腺癌**．2 時方向に舌状の発赤した粘膜を認める（→）．粘膜面は粗糙であり，柵状血管は認めない．逆流性食道炎を疑う辺縁の毛羽立ちやびらんは伴わない．以上より，バレット食道腺癌と診断する．

MEMO

〈バレット上皮とは？〉

- バレット上皮を理解するにはまず，食道と胃の境界である食道胃接合部（EGJ）を理解しなくてはいけない．日本胃癌学会，日本食道学会の合同ワーキンググループが定義した EGJ の診断基準では"食道下部柵状血管をもって，EGJ とする．柵状血管が判定できない場合は，胃の縦走ひだの口側終末部をその部位とする"とされている[29]．

- しかし，EGJ の同定が難しい症例もしばしば経験する．逆流性食道炎を伴う症例では柵状血管が不明瞭となり，高度の萎縮症例では胃のひだが消失してしまう．食道下部括約筋の収縮が強い場合は EGJ の観察が困難な症例もある．両者の所見により総合的に EGJ を判断するが，原則的に柵状血管の下端を優先する．

- 健常な状態では EGJ と扁平上皮円柱上皮接合部（SCJ）が一致するが，逆流性食道炎による炎症により，食道扁平上皮が円柱上皮に置換されると，SCJ が口側に移動する．この EGJ と SCJ の間がバレット上皮であり，バレット食道腺癌はこのバレット上皮を発癌母地とする．

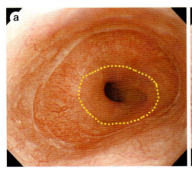 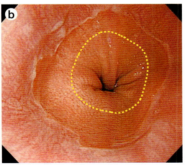

a：縦走する細い血管が柵状血管である．点線が EGJ であり，そこより口側の円柱上皮がバレット上皮である．

b：逆流性食道炎により，柵状血管が不明瞭な症例．胃の縦走ひだの口側終末部（点線）を EGJ と判断する．

〈バレット食道腺癌の臨床的特徴〉

- バレット食道腺癌は 50 歳代男性に好発し，白人男性に多いとされているが，近年本邦での増加が予想される注目の疾患である．バレット食道腺癌の早期発見にはその内視鏡像を知っている必要がある．当院のバレット食道腺癌 23 病変の検討では，肉眼型は 70%が隆起型，色調は 87%が発赤調を呈し，全例が右側壁に位置した[48]．

- われわれは，バレット食道腺癌が右側に多い理由を調べるために，8 チャンネルの 24 時間 pH モニタリングを用いて，胃酸の逆流方向とバレット食道腺癌の位置関係を検討した[49]．その結果，胃酸の逆流は右側に多く，癌の周在性と酸逆流の周在性がほぼ一致した．つまり，バレット食道腺癌の発生に酸逆流が深く関与していることを pH モニタリングを用いて証明しえた．

case 19 胃腺腫に対するフォローの内視鏡検査 〔H. pylori 除菌後発見胃癌〕

解 答　胃癌は ② に写っています．

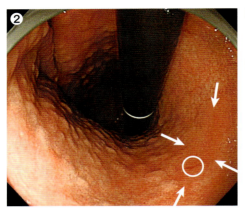

- 背景粘膜は O-3 の萎縮を示し，体部には除菌後の変化の地図状発赤を認める．体中部小彎に鮮血の付着を認める（○）．
- 周囲の胃炎にまぎれて病変の拾い上げは困難である．このような病変は"胃炎類似型"と称される．

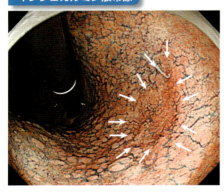

- インジゴカルミンを散布すると，通常観察よりも病変の発赤が際立つようになる．
- また，病変内では胃小区が不明瞭となっていることから→のように範囲診断を行うが，やや不明瞭といわざるをえない．

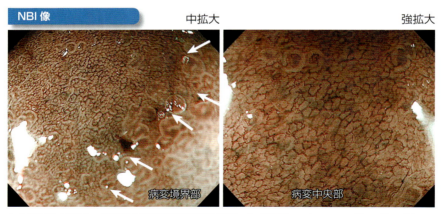

- NBI 拡大では，病変内は網目状の血管パターンを呈し，demarcation line は明瞭である．

診 断　体中部小彎，0-Ⅱc，19 mm，tub1，T1a(M)，UL(−)

この症例の ポイント

- 通常観察では胃炎類似型胃癌は発見が難しい.
- インジゴカルミンの散布により,胃炎類似型胃癌の視認性が向上する.

以前から指摘されている胃腺腫

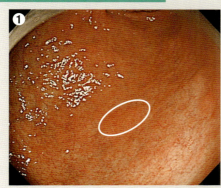

- 前庭部大彎に血管透見が周囲よりやや不明瞭で,若干黄白色調の粘膜を認める.

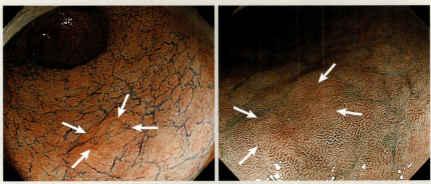

インジゴカルミン散布像　　　　　NBI非拡大像

- インジゴカルミン散布では周囲と比較して,胃小区が不明瞭となっている部位が病変である.NBI非拡大では周囲よりも細かい腺管構造を呈している.
- 診断：前庭部大彎,0-Ⅱb様,5mm,tubular adenoma with moderate atypia

コラム　鎮痙剤は必要か？

　スクリーニングの上部消化管内視鏡検査で鎮痙剤をルーチンとして使用するかどうかに関しては,施設により考え方が違う.がん研有明病院では基本的にブスコパン®やグルカゴンは使用していない.確かに鎮痙剤を使用すると前庭部は蠕動が少なく観察しやすい.しかし,鎮痙剤を使用しなくても,注意深く観察することによりほぼ問題なくスクリーニング検査を行えている.また,蠕動で観察に支障がある症例では局所のみに作用するミンクリア®の散布も有用である.抗コリン作用の副作用があるブスコパンや,比較的薬価の高いグルカゴンはルーチンでは使用する必要はないと考えている.

case 20 食道表在癌が見つかり紹介となった患者 〔*H. pylori* 現感染胃癌〕

解答❶ 胃癌は ⑤⑥ に写っています．

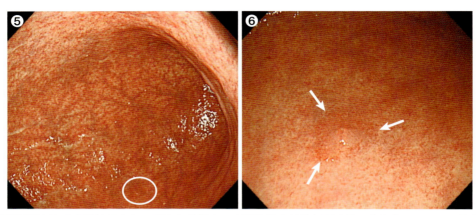

- 背景粘膜は O-3 の萎縮であり，びまん性発赤，白濁粘液の付着を認めることから *H. pylori* 現感染と判断する．
- 体下部大彎に小さな隆起を認め（○），よく見るとその周囲には領域のある発赤面が存在している（→）．
- ⑤の遠景での観察では病変を認識することは困難であるが，⑥の近接では病変の認識が可能である．体部大彎は近接で観察しないと意外と見落としが多い．

NBI 非拡大像

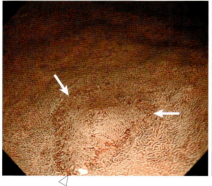

NBI 中拡大像

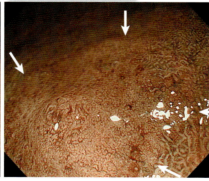

- NBI 非拡大では，淡い褐色調の境界明瞭な病変として認識される．
- NBI 中拡大では，病変は mesh pattern の血管構造を示す．分化型胃癌の所見である．

インジゴカルミン散布像

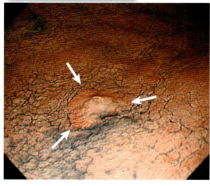
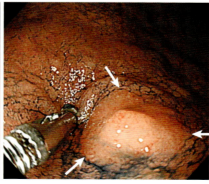

- インジゴカルミンを散布すると，周囲で観察される胃小区模様が，病変内では不明瞭となる．また，発赤も際立ってくるため，病変の認識が容易となる．

診断❶ 体下部大彎，0-Ⅱa，6 mm，tub1，T1a(M)，UL(−)

解答② 2つめの病変（ポリープ）の診断は③④に注目します．

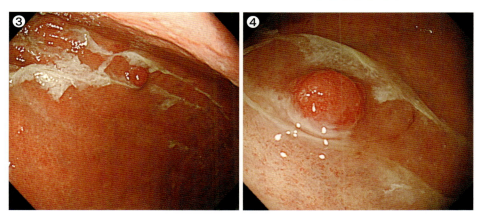

▶ 体上部大彎前壁寄りに強い発赤調のポリープ様の病変を認める．白濁粘液はできるだけ洗浄して画像を撮ることが望ましい．この時点での鑑別診断は，胃癌または過形成性ポリープであった．

近接像（後日精査時）

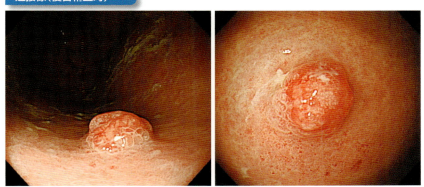

▶ 辺縁は粗大な粘膜模様であり，過形成性ポリープとしても問題ないが，頂部はやや陥凹しており，粘膜模様が消失している．

NBI 拡大像（後日精査時）　　中拡大　　　　　　　　強拡大

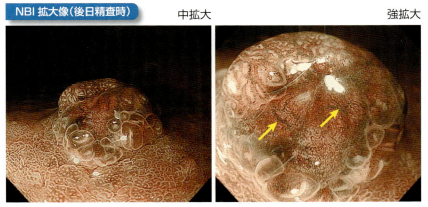

▶ NBI 拡大では辺縁は粗大な粘膜模様であるが，頂部は陥凹し粘膜模様が消失している．また，頂部に拡張，蛇行した血管を認める（黄→）．

インジゴカルミン散布像（後日精査時）

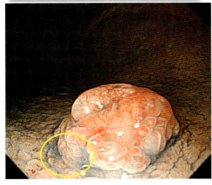
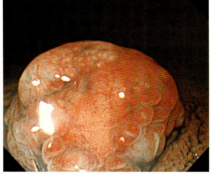

▶ インジゴカルミン散布でも同様に辺縁は粗大な粘膜模様で，頂部は粘膜模様が消失し，やや黄色調の陥凹面を呈し，拡張した血管を伴う．

▶ 辺縁をよく観察すると（黄○）頂部にいくに従って徐々に粗大な粘膜模様を呈しており，境界が明瞭でない．つまり，粗大な粘膜模様は非腫瘍性の過形成性変化である．しかし，頂部の所見が過形成性ポリープと矛盾する．そこで，中心陥凹を伴うSMT様の腫瘍を考える．黄色調の色調，拡張した血管を考慮するとカルチノイド腫瘍が鑑別に挙がる．カルチノイド腫瘍は粘膜深層から発生するためSMT様の形態をとるが，頂部の粘膜は腫瘍により引き伸ばされ，陥凹を形成しやすい．

EUS像

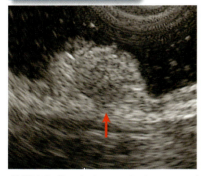

▶ 粘膜内に均一な low echoic mass を認める．→のように粘膜下層に下に向かう凸の所見があり，SM浸潤を疑う．

診断 ❷　体上部大彎，0-Ⅰ，6 mm，carcinoid tumor (NET G1)，T1b(SM1, 120 μm)，Rindi分類 Ⅲ型[※]

[※]：p.165の表4参照

この症例のポイント

- 体部大彎は近接して観察する．
- 過形成性ポリープ，胃癌，カルチノイド腫瘍の違いを理解する．

その他の画像には，何が写っているのでしょうか？

❶
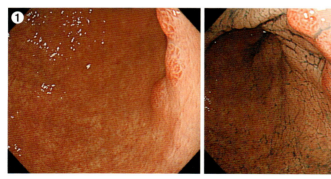

- 胃角後壁に細長い発赤したポリープを認める．全体的に粗大な粘膜模様を呈し，過形成性ポリープである．

case 21　胃癌の疑いで紹介となった患者　〔H. pylori 現感染胃癌〕

【1】体中部後壁の潰瘍は良性？ 悪性？

解答❶　②④⑤に注目します．

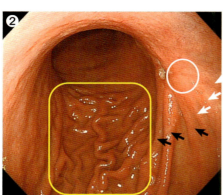

- 背景の胃粘膜はO-1の萎縮とびまん性発赤を認める．大彎のひだも腫大しており（黄□），H. pylori 現感染を疑う．
- 体中部後壁にひだ集中（黒→）を伴う潰瘍を認める．ひだには悪性所見（ひだの断裂，先細り，肥大，癒合，蚕食像）はなく，なだらかに中心に集中しており，良性の胃潰瘍を疑う．
- また，潰瘍の口側にもひだ集中を認め（白→），ここは潰瘍瘢痕（白○）となっている．慢性潰瘍を繰り返していると考えられる．

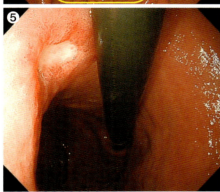
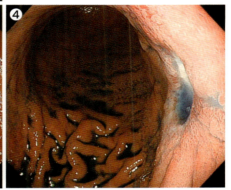

- ⑤の近接で観察すると潰瘍底は均一で，潰瘍辺縁はきれいである．周囲には発赤した柵状の再生上皮を認め良性潰瘍を疑う．
- ④のインジゴカルミン散布像では周囲に0-Ⅱcを疑わせる陥凹面は認めない．辺縁を2カ所生検して，病理はGroup 1であった．

診断❶　体中部後壁，良性胃潰瘍

PPI 投与2カ月後

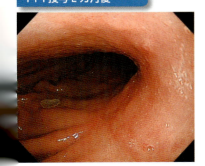

- 潰瘍は瘢痕（S1）となった．

比較！ 別症例

悪性潰瘍

　早期胃癌と良性潰瘍との鑑別では，潰瘍の周囲に0-Ⅱcがないかを探すことが重要である．純粋な0-Ⅲはまれであり，0-Ⅱc＋Ⅲや，0-Ⅲ＋Ⅱcのように，周囲に0-Ⅱcが存在することがほとんどである．0-Ⅱcの所見とは境界をもった陥凹面であり，陥凹内は不規則な凹凸や顆粒状変化，粘膜模様の消失などを認める．

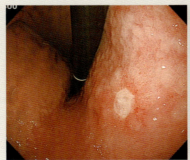
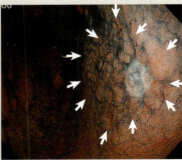

- 潰瘍底と潰瘍辺縁はきれいであり，一見良性と考えてしまう．しかし，インジゴカルミンを散布すると周囲にⅡc面が視認でき胃癌と診断できる．
- 診断：体中部後壁，0-Ⅱc＋Ⅲ，30 mm，por1，T1b（SM2）

【2】そのほかに病変は隠れていませんか？　　**解 答 ❷**　癌はこっち！ ⑪⑫に写っています．

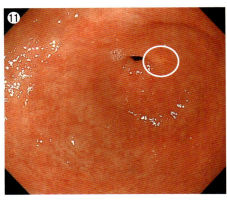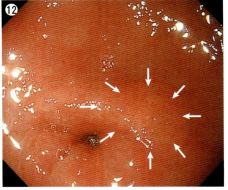

▶ 幽門前部後壁に周囲より若干黄色調の粘膜を認める．⑫の近接でみると粘膜面は光沢が消失しており，粘膜面が粗糙であると予想される．この時点で癌を疑い，粘膜面の詳細な観察のため，NBI，インジゴカルミンの散布が必要と判断する．

NBI 非拡大像

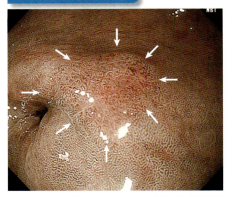

▶ NBI の非拡大は病変全体がやや褐色調であり，病変の粘膜面が細顆粒状で大小不同の構造パターンを呈している．この所見から癌を強く疑う．

生検病理組織像

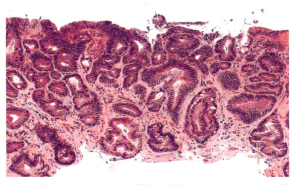

▶ HE 染色・中拡大像．腺管を形成する細胞の核は不整形濃染状であり，核細胞質比（N/C 比）の増加を認める（細胞異型）．また，腺管は大小不同であり（構造異型），密度も高く，高分化管状腺癌と診断する．

診 断 ❷　幽門前部後壁，0-Ⅱc，6 mm，tub1，T1a(M)，UL(−)

この症例の ポイント

- 潰瘍の良悪性の判断には，①ひだの性状，②潰瘍底，辺縁の性状，③周囲のⅡc面の存在に注意して観察する．
- 周囲より若干黄色調の粘膜は分化型胃癌を疑う．
- 癌を疑った場合は，近接してインジゴカルミン散布やNBI観察を行い，粘膜の表面構造変化を確認する．

ダメ出し 内視鏡画像！

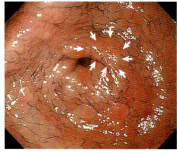

- 病変発見時のインジゴカルミン散布像はこれ1枚であった．インジゴカルミン散布では粘膜面の凹凸が詳細にわかるが，この画像は遠景すぎる．
- もう少し近接すると，病変の細かい凹凸の変化をとらえることができるはずである．近接の画像も必ず撮ること！

| case 22 | 胃 SMT を指摘され紹介となった患者 | 〔*H. pylori* 現感染胃癌〕 |

解 答　胃癌は ① ④ ⑤ に写っています．

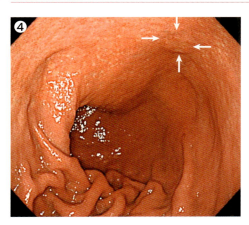

- 背景粘膜は体部小彎に沿って C-3 の萎縮を認める．びまん性発赤，ひだ腫大，蛇行を認め，*H. pylori* 現感染と考える．
- 萎縮に紛れて見つけにくいが，体中部小彎に周囲より若干黄白色調の粘膜が視認できる．

近接像

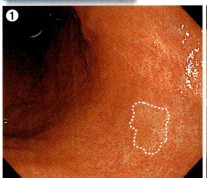
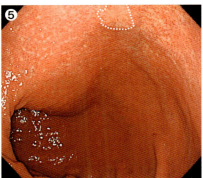

- 見下ろしの写真でも，同様に若干黄白色調の粘膜を認める．
- 周囲の萎縮と同じような色調であるが，萎縮は斑状，まだら状であるが，病変は領域性をもった均一の黄白色調の粘膜として認識される．領域性をもった変化は癌の診断に重要である．

NBI 非拡大像　　**NBI 中拡大像**

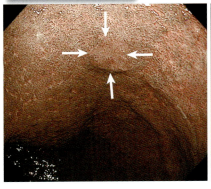
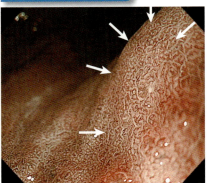

- NBI でみると，周囲の胃炎よりも淡い褐色を呈する．
- 拡大すると大小不同の微細構造の中に拡張，蛇行したループ状の血管を認め，分化型胃癌を疑う．

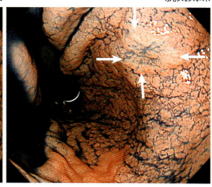

| インジゴカルミン散布像 | 伸展 | 脱気気味 |

▶ インジゴカルミンを散布すると，病変内には周囲のような胃小区は認めず，不整な細い溝を認める．また色調の変化も際立ってくる．

▶ 凹凸の変化が少ない病変は，空気で伸展させるよりも，脱気気味のほうが病変の視認性は良い．

診 断 体中部小彎，0-Ⅱb，7 mm，tub1，T1a(M)，UL(－)

この症例の ポイント

- 領域性をもった色調の変化に注意する．
- インジゴカルミンや NBI は，病変の視認性を向上させる．

その他の画像には，何が写っているのでしょうか？

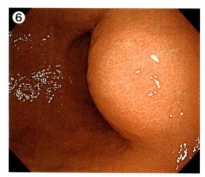

❻

- 胃角から前庭部小彎後壁に 5 cm 大の SMT を認める．早期胃癌を ESD 後に SMT に対して laparoscopy and endoscopy cooperative surgery (LECS) を施行した．病理は GIST(消化管間質腫瘍)であった．

コラム　LECS (laparoscopy and endoscopy cooperative surgery)

　腹腔鏡手術に内視鏡を併用する治療法である LECS は，必要最小限の侵襲で胃 SMT を切除する手術として，2008 年に Hiki らが報告している[a]．この術式により，従来の腹腔鏡のみのアプローチでは大きく切除せざるをえなかった胃内発育型 SMT は，最小限の範囲で病変を切除でき，術後の胃壁変形も小さくなった．とくに食道胃接合部近傍の病変では噴門側胃切除や胃全摘を回避することが可能となり，有用性は大きい[b]．

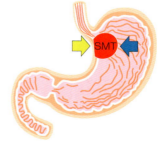

腹腔鏡と内視鏡の見え方の違い

胃内発育型の SMT では腹腔鏡からのアプローチ(⇨)では病変を認識できず，周囲も含めた広範な切除となり，噴門部病変では胃全摘も考慮される．内視鏡からのアプローチ(➡)では病変を視認しながら，最小限の範囲での切離ができ，噴門を温存した局所切除が可能となる．

a) Hiki, N., Yamamoto, Y., Fukunaga, T., et al.: Laparoscopic and endoscopic cooperative surgery for gastrointestinal stromal tumor dissection. Surg. Endosc. 22; 1729-1735, 2008

b) 平澤俊明，比企直樹，山本頼正，他：噴門部胃粘膜下腫瘍に対する Laparoscopy and Endoscopy Cooperative Surgery (LECS) の検討．Gastroenterol. Endosc. 56；2359-2366, 2014

case 23　CA19-9 高値で紹介となった患者　〔H. pylori 未感染カルチノイド腫瘍〕

解 答　悪性腫瘍は ③④ に写っています．

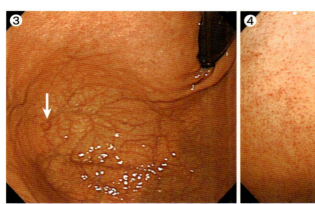
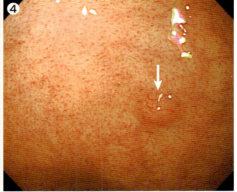

- 背景粘膜はなめらかで光沢のある粘膜で，RAC が陽性である．また，胃底腺ポリープが多発しており，典型的な H. pylori 未感染の症例である．
- 穹窿部大彎にポリープ様の隆起を認める．一見，胃底腺ポリープに見えるが，近接すると胃底腺ポリープのような境界が見られず，SMT 病変を考える．

近接像
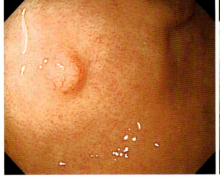

NBI 非拡大像
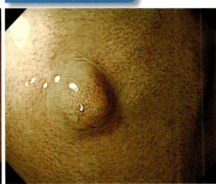

- 近接観察では，正常粘膜に覆われたやや黄色調の SMT 様隆起であり，拡張・蛇行した血管を伴っている．
- NBI 非拡大では頂部に開大した腺窩開口部を認める．これは粘膜下の腫瘍により腺窩開口部が引き伸ばされたためである．

インジゴカルミン散布像
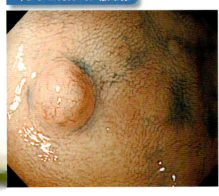
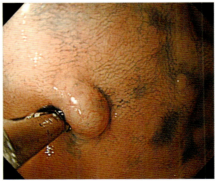

- 病変の起始部は正常粘膜に覆われたまま立ち上がり，表面は平滑である．頂部は菲薄化するため，腫瘍の色調の影響を受けて，黄色調を呈する．
- 鉗子による触診では硬く，可動性の乏しい腫瘍であった．可動性がない SMT 様隆起は，病変が粘膜深層由来の腫瘍（カルチノイド腫瘍，胃底腺型胃癌）を疑う．

診 断　穹窿部大彎，SMT，2 mm，carcinoid tumor（NET G2），T1b（SM1，250 μm），Rindi 分類 Ⅲ型※

※：表4参照

この症例のポイント

- 胃底腺ポリープとSMTを鑑別する.
- カルチノイド腫瘍は可動性に乏しい,硬いSMT様隆起である.
- カルチノイド腫瘍は黄色調で拡張・蛇行した血管を伴う.

MEMO 胃カルチノイド腫瘍

- 胃カルチノイド腫瘍は,粘膜深層に存在する内分泌細胞に由来し,緩徐に発育する比較的まれな胃腫瘍である.粘膜深層から発生するため,SMT様の所見をとるが,上皮性腫瘍の分類になる.
- 消化管カルチノイドの報告から100年が経過し,カルチノイドの概念も変遷してきている(表1).2010年のWHO分類(表2)では内分泌系の性質と表現型を有する膵・消化器腫瘍を"neuroendocrine neoplasms(NEN)"と総称し,高分化のneuroendocrine tumor(NET)と低分化のneuroendocrine carcinoma(NEC)に分類され,さらにNETを細胞分裂像ないしKi67指数による細胞増殖能をもってGrade 1, 2に分類している(NET G1, NET G2).一方,本邦の「胃癌取扱い規約(第14版)」[29]では,神経内分泌腫瘍はカルチノイド腫瘍(おもにWHO分類のNET G1, G2に対応)と内分泌細胞癌(おもにWHO分類のNECに対応)に二分されている.
- 胃カルチノイド腫瘍はRindi分類でⅠ~Ⅲ型に分類され,臨床像にも違いがある(表3, 4).

表1 カルチノイドの概念の変遷

1980年 WHO分類	2000年 WHO分類	2010年 WHO分類	胃癌取扱い規約(第14版)
carcinoid	Well-differentiated endocrine tumor(WDET) 高分化内分泌腫瘍	Neuroendocrine tumor : NET G1 神経内分泌腫瘍 G1	カルチノイド腫瘍
	Well-differentiated endocrine carcinoma(WDEC) 高分化内分泌癌	Neuroendocrine tumor : NET G2 神経内分泌腫瘍 G2	
	Poorly-differentiated endocrine carcinoma(PDEC) 低分化内分泌癌	Neuroendocrine carcinoma : NEC 神経内分泌癌	内分泌細胞癌

〔文献29), 50)より作成〕

表2 NET G1, G2の分類法(2010年WHO分類のGrading)

2010年 WHO分類	核分裂像(/10HPF)	Ki67指数(%)
NET G1	<2	≦2
NET G2	2~20	3~20
NEC	>20	>20

・核分裂数:少なくとも高倍視野(2 mm²)を50視野以上検討し,10視野当たりの核分裂数を計測する.
・Ki67指数:もっとも核の標識率が高い領域で,500~2,000個の腫瘍細胞に占めるMIB-1抗体の陽性率(%)

〔文献50)より作成〕

表3 ガイドライン別の胃カルチノイド腫瘍の治療方針

	Type Ⅰ, Ⅱ*	Type Ⅲ
本邦 (2015)	・腫瘍径≦1 cm, かつ個数≦5個, かつMP浸潤なし, かつリンパ節転移なし →経過観察または内視鏡的切除 ・腫瘍径1~2 cm, かつ個数≦5個, かつMP浸潤なし, かつリンパ節転移なし →内視鏡的切除または胃切除+リンパ節郭清 ・腫瘍径>2 cm, または個数≧6個, またはMP浸潤あり, またはリンパ節転移あり →胃切除+リンパ節郭清	胃切除+リンパ節郭清
ENETS (2016)	・腫瘍径<1 cm →経過観察または内視鏡的切除 ・腫瘍径≧1 cm →内視鏡的切除 ・MP浸潤, 切除断端陽性 →外科的局所切除	胃切除+リンパ節郭清
NCCN (2016)	・経過観察し, 目立つ腫瘍は内視鏡的切除 ・腫瘍の増大があればantrectomyも考慮	・胃切除+リンパ節郭清 ・リンパ節転移のないものは外科的局所切除, 内視鏡的切除も考慮. ただし内視鏡的切除は腫瘍径≦1 cmかつNET G1かつMP浸潤なし

*Type Ⅱはガストリン産生腫瘍の外科的切除が基本である.

〔文献51)~53)より作成〕

表4 Rindi 分類

	Ⅰ型	Ⅱ型	Ⅲ型
内視鏡像	多発する小さな粘膜下腫瘍様隆起	多発する小さな粘膜下腫瘍様隆起	単発で大きなものが多い
発生部位	胃体部	胃体部	胃体部，前庭部
患者背景	A型胃炎	MEN-1型	とくになし
血清ガストリン	高値	高値	正常
悪性度	低い	低い	高い

〔文献54〕より作成〕

- 胃カルチノイド腫瘍は他の消化管カルチノイド腫瘍と違い，Rindi分類でⅠ～Ⅲ型に分類され，生物学的悪性度にも違いがある．
- Rindi分類Ⅰ型，Ⅱ型は高ガストリン血症により胃底腺領域に多発カルチノイドが生じる．
- Rindi分類Ⅰ型は自己免疫性胃炎(A型胃炎)による胃体部の強い萎縮性胃炎の結果，胃内のpHが上昇し，幽門部のG細胞からガストリンが過剰に分泌され，高ガストリン血症になる．
- Rindi分類Ⅱ型は多発性内分泌腫瘍症1型(Multiple Endocrine Neoplasia type 1：MEN1)に代表されるガストリン産生腫瘍により高ガストリン血症をきたす．
- Rindi分類Ⅲ型は散発性に発生するものであり，悪性度が高いとされている．

その他の画像には，何が写っているのでしょうか？

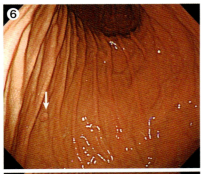
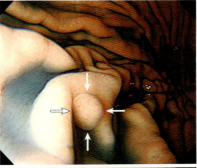
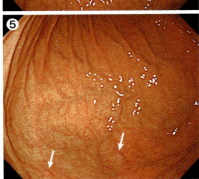
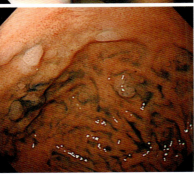

- 体部には胃底腺ポリープが多発している．胃底腺ポリープとSMTはともに周囲と同色調で表面が平滑な隆起性病変であり，小さなSMTは胃底腺ポリープと鑑別が難しいことがある．しかし，胃底腺ポリープはわずかにくびれがあり，全周に境界を認識できることから鑑別することができる．

- 通常観察では認識しにくいが，インジゴカルミンを散布すると，穹窿部から体上部に大小さまざまな丈の低い白色調の扁平隆起が多発していることがわかる．多発性白色扁平隆起（春間・川口病変）と呼ばれる，胃底腺の腺窩上皮の過形成である．

コラム　鎮痛剤を使いこなせ！

　内視鏡検査の不安や苦痛を軽減するために，多くの施設で鎮静剤，鎮痛剤が使われている．がん研有明病院では年間2万件以上の内視鏡検査を行い，73％の患者に鎮静剤（ミダゾラム）または鎮痛剤（塩酸ペチジン）の投与を行っている．鎮静剤であるミダゾラムは抗不安作用と催眠作用があるが，鎮痛作用はない．一方，オピオイドである塩酸ペチジンには咽頭の苦痛を緩和して，反射を抑える作用がある．咽頭反射が強い患者に対して，ミダゾラムだけで反射を抑え込もうとすると，過量投与となる危険性がある．咽頭反射が強い場合は，塩酸ペチジンを使用すると苦痛の少ない検査ができることが多い．

case 24 術前精査で見つかった同時性多発病変① 〔H. pylori 現感染胃癌〕

解 答 同時性多発病変は ④ に写っています．

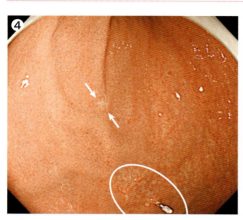

- 前医で指摘された病変(○)の口側に小さな褪色粘膜(→)を認める．非萎縮粘膜内の褪色は小さくても目立つ．非萎縮粘膜内の小さな褪色は，未分化型胃癌を疑う．
- 外科の術前症例では，同時性多発病変がよく見つかる．術式や切除範囲が変わる可能性もあり，同時性多発性病変を意識して観察する必要がある．

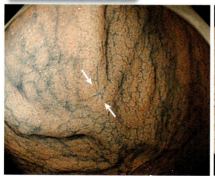
インジゴカルミン散布像

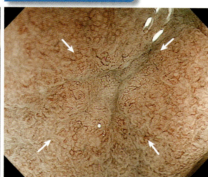
NBI 拡大像

- インジゴカルミンを散布すると，褪色の色調が目立たなくなり，病変の視認性が悪くなる．若干陥凹していることが認識できる．
- NBI 拡大では，消失しかけた微細構造の内部に，拡張，蛇行した血管を認め，癌と診断できる．

診 断 体中部前壁小彎，0-Ⅱc，3mm，sig，T1a(M)，UL(−)

この症例の ポイント
- 病変は1つとは限らない！
- 非萎縮粘膜内の褪色は未分化型胃癌を疑う．

前医で見つかった胃癌
② に写っています．

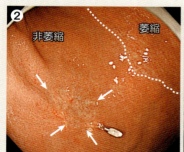
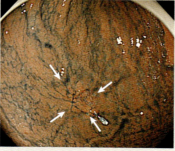

- 背景粘膜はびまん性発赤と白濁粘液の付着を伴い，H. pylori 現感染と診断する．萎縮はC-3であり，体部小彎は萎縮を認めるが，体部前後壁，大彎には萎縮は拡がっていない．非萎縮粘膜内に褪色と発赤が混在した陥凹を認める．病変の肛門側にクリップがかかっており，これは前医で生検時の出血に対してかけられたものである．インジゴカルミンを散布すると陥凹面がやや明瞭となる．
- 診断：体中部前壁小彎寄り，0-Ⅱc，20mm，por＞sig＞tub2，T1a(M)，UL(+)

case 25　術前精査で見つかった同時性多発病変② 〔*H. pylori* 現感染胃癌〕

解答　胃癌は⑤⑥に写っています．

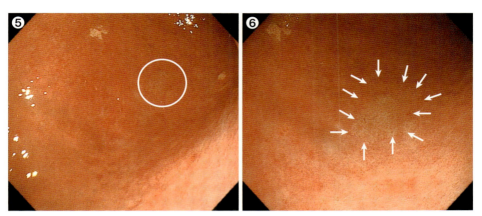

- 背景粘膜は O-3 の萎縮を認め，キサントーマが散在している．
- びまん性発赤を呈しており，*H. pylori* 現感染を疑う．
- ⑤の遠景では，体下部大彎に周囲よりもやや黄白色調の粘膜を認める．
- ⑥のように近接して観察すると，口側は黄白色調の病変であるが，肛門側は周囲とほぼ同色調の発赤であり，通常視では肛門側の境界はやや不明瞭である．

NBI 非拡大像

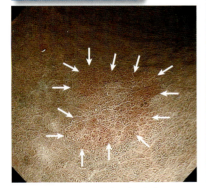

インジゴカルミン散布像

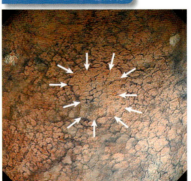

- インジゴカルミンの散布では，周囲との高低差はほとんどなく，胃小区の違いも明瞭でないため，NBI ほど境界ははっきりしない．
- しかし，病変部位は周囲よりもインジゴカルミンの乗りが悪く，→のように境界を追うことができる．

- NBI 観察では病変は褐色を呈し，境界も明瞭である．

診断　体下部大彎，0-Ⅱb，14 mm，tub1，T1a(M)，UL(−)

この症例のポイント

- 多発病変を見逃さない！
- 周囲よりやや黄白色調の変化を見落とさない．
- 0-Ⅱb 病変は見逃しやすい．
- 0-Ⅱb 病変は NBI が拾い上げに有用なことがある．

前医で指摘された病変

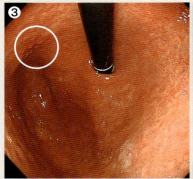
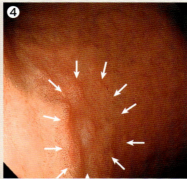
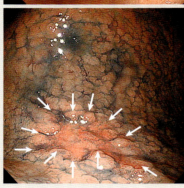

- ③の見上げの観察では，体上部後壁に凹凸が目立つ発赤陥凹性病変を認める．
- ④の見下ろし近接像では，境界がやや不明瞭な陥凹性病変として認識される．
- インジゴカルミンを散布すると，凹凸がはっきりとして，病変の発赤も際立ち，境界の認識は容易となる．棘状の蚕食像を伴う発赤陥凹性病変であり，周囲は反応性隆起を伴っていることから分化型胃癌と診断できる．
- 診断：体上部後壁，0-Ⅱc，31 mm，tub1>pap，T1a(M)，UL(-)

コラム　適切な撮影枚数は？

　上部消化管内視鏡検査の適切な内視鏡画像は何枚であろうか？　ヨーロッパ内視鏡学会(ESGE)のガイドライン[a]で推奨される上部消化管内視鏡検査での記録画像は8枚で，そのうち胃の画像は4枚のみである．もちろん，慢性胃炎，胃癌の頻度が高い日本ではヨーロッパのような撮影方法は受け入れられない．本邦では食道から十二指腸までで30〜40枚程度が標準である．もちろん，病変があれば詳細な観察が必要であり，画像数も多くなる．しかし，最近の若い医師の内視鏡を見ていると，デジタルファイリングシステムでは画像の枚数に制限がないため，同じような画像を不必要に撮影して，100枚を超える画像を撮っていることをよく見かける．ひとまず，たくさん画像を残しておけばよいという考えでは，内視鏡は上達しない．撮影した理由が説明できないような画像は残すべきではないと思っている．

a) Rey, J. F. and Lambert, R. : ESGE recommendations for quality control in gastrointestinal endoscopy : guidelines for image documentation in upper and lower GI endoscopy. Endoscopy　33 : 901-903, 2001

case 26 術前精査で見つかった同時性多発病変 ③ 〔H. pylori 現感染胃癌〕

解答 ❶　1つめの病変は ②④ に写っています．

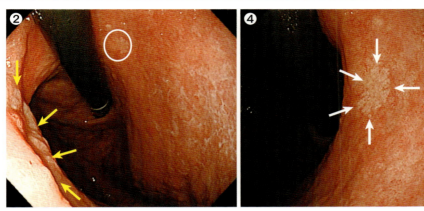

- 背景粘膜は O-2 の強い萎縮を認め，非萎縮粘膜はびまん性発赤を呈している．H. pylori 現感染の所見である．
- 体上部小彎に境界明瞭な白色粘膜を認める（白○）．領域性のある境界明瞭な色調変化（白→）であり，腺腫または癌を疑って，詳細に観察する．なお，体上部後壁の病変（黄→）は既知の早期胃癌である．

NBI 非拡大像　　NBI 中拡大像　　インジゴカルミン散布像

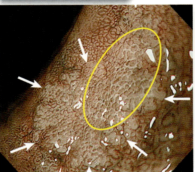
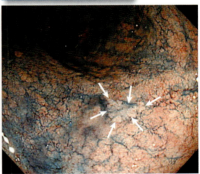

- NB 非拡大では，周囲より淡い褐色調の病変として境界は明瞭である．中拡大すると網目状の血管を認める．また一部，white opaque substance（WOS）が網目状に存在している（黄○）．
- インジゴカルミンを散布すると，周囲との凹凸は認めない 0-Ⅱb 病変であることがわかる．色調の違いにより境界は明瞭である．

診断 ❶　体中部小彎，0-Ⅱa 様，5 mm，tubular adenoma with moderate atypia

| 解　答 ❷ | 2つめの病変は ③ に写っています． |

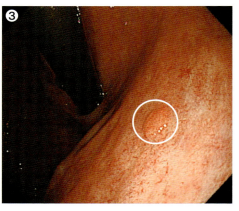

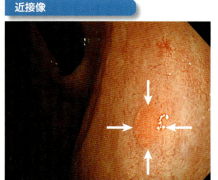

▶ 萎縮粘膜内の発赤したポリープとして，頻度が高いものは過形成性ポリープである．
▶ しかし，過形成性ポリープで特徴的な粗大な粘膜模様は認めず，発赤も少しくすんだ色調であることから，癌を考える．

▶ 体中部前壁に小さな発赤扁平隆起を認める．

NBI 非拡大像

NBI 中拡大像

インジゴカルミン散布像

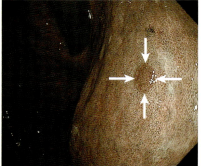

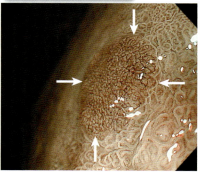

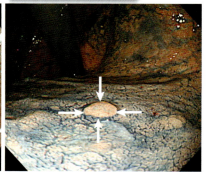

▶ NBI 非拡大では，周囲より濃い褐色調の病変として境界は明瞭である．拡大すると，きれいな網目状の血管を認め癌と診断する．

▶ インジゴカルミンを散布しても，過形成性ポリープで特徴的な粗大な粘膜模様は認めない．
▶ 背景粘膜はインジゴカルミンにより青色調となるが，病変はインジゴカルミンの乗りが悪く，発赤が目立つようになる．

| 診　断 ❷ | 体中部前壁，0-Ⅱa，3 mm，tub1，T1a(M)，UL(−) |

MEMO　white opaque substance (WOS)

- WOS は Yao らによって報告された，胃上皮性腫瘍の粘膜表層に存在する白色不透明物質である[55]．WOS は内視鏡からの光を透過させないため，WOS が存在する部位の微小血管像の観察ができなくなる．恒常的にみられる所見ではなく，経過中に消失したり，新しく出現することもある．WOS の本体は腫瘍の上皮内細胞に沈着した脂肪滴と考えられている[56]．
- 腺腫で多く観察されるが，分化型胃癌でも観察される．腺腫と癌では WOS の形態に差があり，腺腫では網目状，迷路状など規則的に配列する像を呈する．一方，癌では WOS の密度が低く，形態に一定の傾向はなく，不規則で非対称的な分布を呈する[55]．

| 比較！ 過形成性ポリープ （p.27 参照）

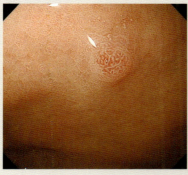 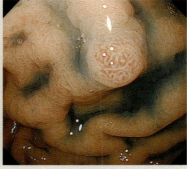

- 過形成性ポリープと発赤した 0-Ⅱa は，小さなものでは一見似ているように見える．しかし，過形成性ポリープでは特徴的な粗大な粘膜模様を呈しており，生検しなくても鑑別可能である．

| 前医で指摘された病変

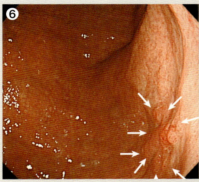 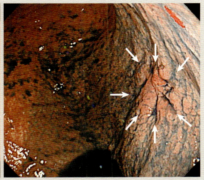

- 体中部後壁にひだ集中を伴う発赤陥凹性病変（→）を認める．陥凹部を含め全体的に隆起しており，凹凸が目立つことから術前診断は T1b（SM2）であったが，術後診断は T1a（M），UL（+）であった．潰瘍瘢痕を伴うと深達度診断が難しくなる．
- 診断：体中部後壁，0-Ⅱc，30 mm，tub1＞tub2＞por，T1a（M），UL（+）

この症例の ポイント

- 病変を 1 つ見つけたら，2 つめ，3 つめを探せ！
- 萎縮粘膜では発赤調または白色調の扁平隆起を探せ！
- 潰瘍瘢痕を伴う胃癌は深達度診断が難しい．

case 27 術前精査で見つかった同時性多発病変④ 〔H. pylori 除菌後発見胃癌〕

解 答 胃癌は ① に写っています．

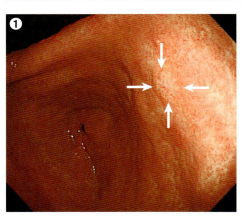

- 背景粘膜は C-3 の萎縮を呈している．萎縮領域では分化型胃癌に注意して観察を行う．
- 前庭部後壁に周囲の萎縮よりやや目立つ黄白色調の粘膜が視認される．

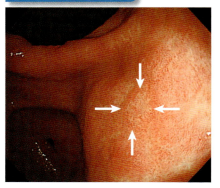

近接像

- 病変は，周囲の萎縮と区別がつきにくい．しかし，萎縮はまだらな褪色であるが，病変は均一で境界明瞭な斑状の黄白色調の粘膜として認識される．癌の可能性も考えて詳細な観察を行う．

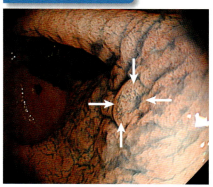

インジゴカルミン散布像

- インジゴカルミンを散布すると，病変は粗糙でこまかい粘膜模様を呈していることがわかるが，この時点では癌とは診断できない．

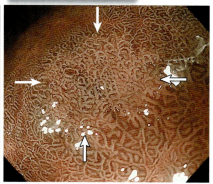

NBI 非拡大像　　NBI 中拡大像

- NBI 観察では周囲の胃炎よりも細かい表面微細構造を呈しており，拡大すると乳頭状の表面微細構造内にループ状の拡張，蛇行する血管を認めることから，分化型胃癌と診断する．

> **診断** 前庭部後壁，0-Ⅱb，3mm，tub1，T1a(M)，UL(−)

この症例の ポイント

- 萎縮領域 → 分化型胃癌を探す．
- 非萎縮領域 → 未分化型胃癌を探す．

前医で指摘された病変

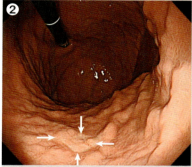
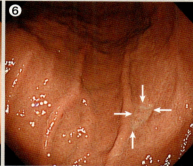
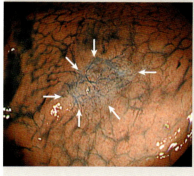

- 体中部大彎後壁寄りに境界明瞭な褪色調の陥凹性病変を認める．背景粘膜は萎縮のない胃底腺領域であり，未分化型胃癌を疑う．
- インジゴカルミン散布：陥凹面では周囲より胃小区が不明瞭となっている．
- 診断：体中部大彎，0-Ⅱc，15mm，sig，T1a(M)，UL(−)

コラム　同時性多発胃癌

　同時性多発胃癌は，初回内視鏡治療後1年以内に発見された癌と定義されることが多く，その頻度は9.2～19.2%と報告されている[a), b)]．とくに，高齢者で高度萎縮粘膜症例に同時性多発癌が多く認められる．胃癌術前の内視鏡検査で10回に1回は同時性多発癌を見つけられなければ，胃癌を見逃している可能性があると考えてよい．1病変だけに気を取られずに，さらに胃癌が隠れていないか，丁寧に観察しなくてはいけない．

a) Nakajima, T., Oda, I., Gotoda, T., et al.: Metachronous gastric cancers after endoscopic resection: how effective is annual endoscopic surveillance? Gastric Cancer 9: 93-98, 2006
b) 小林正明，成澤林太郎，佐藤祐一，他：内視鏡治療後における異時性多発胃癌の発生リスクは永続しない．Gastroenterol. Endosc. 54：1498-1505, 2012

case 28　術前精査で見つかった同時性多発病変⑤　〔H. pylori 現感染胃癌〕

解 答　胃癌は ② ⑥ に写っています．

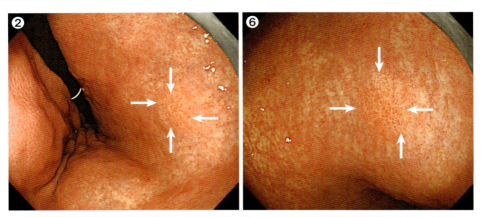

▶ 背景粘膜は O-3 の萎縮を認め，体部大彎に残存した非萎縮粘膜はびまん性発赤を呈している．H. pylori 現感染と考える．

▶ 体下部小彎に発赤と黄白色調の粘膜が混在している領域を認める．周囲の萎縮と鑑別が難しい．しかし，萎縮の褪色はまだらであるが，病変の色調は規則的に混在していることから，病変の拾い上げは可能である．

近接像

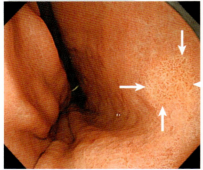

NBI 非拡大像

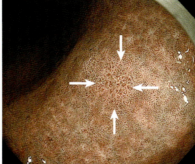

NBI 拡大像

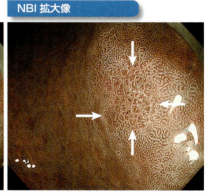

▶ 近接では，周囲より黄白色調の粘膜内に小さな発赤が多発していることがわかる．

▶ NBI では，病変は細顆粒状の表面微細構造を呈している．

インジゴカルミン散布像

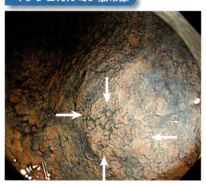

▶ インジゴカルミンを散布すると，細顆粒状の粘膜模様が明瞭となる．

診断 体下部小彎，0-Ⅱb，9 mm，tub1，T1a(M)，UL(−)

この症例の ポイント

- 同時性多発病変を念頭において検査を行う．
- 萎縮と癌のちょっとした色調の差に注目する．

前医で指摘された病変

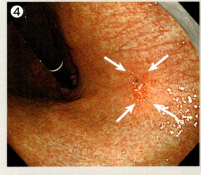
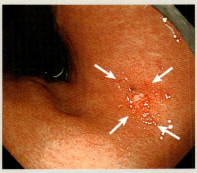
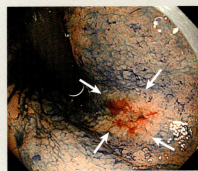
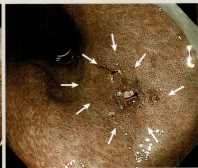

- 体上部小彎に発赤陥凹性病変を認める．病変内のびらんと再生上皮は前医により複数個生検された影響である．病変から多くの生検が取られている場合は，病変の性状が修飾されることをよく経験する．

- 易出血性の病変であり，病変の範囲がやや不明瞭となった．
- 診断：体上部小彎，0-Ⅱc，22 mm，tub1，T1b(SM1，450 μm)，UL(−)

コラム Eyes can only see what the brain knows

　レジデントの内視鏡を後ろで見ていると，"その陥凹は？ インジゴカルミン撒かないの？" "そこの発赤は？ 近接で見ないの？" などいろいろ思ってしまうが，こちらが気になる点は素通りして検査を終えてしまいそうになる．かつての自分がそうだったように，胃癌を見た経験が少ないと，所見を見ても癌という認識にたどり着かない．胃癌のESDの先駆者である後藤田先生が胃癌の内視鏡診断について "Eyes can only see what the brain knows" という表現をしているが[a]，まさに言い得て妙である．

a) Gotoda, T., Uedo, N., Yoshinaga, S., et al.: Basic principles and practice of gastric cancer screening using high-definition white-light gastroscopy: Eyes can only see what the brain knows. Digestive Endoscopy 28(Suppl. 1); 2-15, 2016

case 29 術前精査で見つかった同時性多発病変⑥　〔H. pylori 除菌後発見胃癌〕

解 答　胃癌は ② ③ ⑥ に写っています．

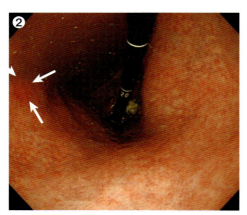

- 背景粘膜は O-3 の強い萎縮を認め，分化型胃癌のリスクの高い胃であると認識して検査を行う．
- 体中部前壁に発赤した粘膜を認める．遠景であり，詳細は不明である．

見上げ像　　　　　　　　　見下ろし像

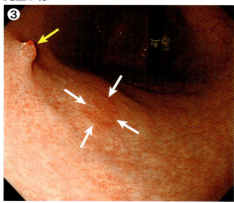 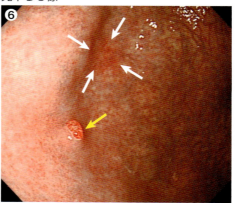

- 近接では血管透見が消失した発赤面として認識される．色調の違いだけで，凹凸ははっきりしない．
- 近傍には粗大な粘膜模様を呈する発赤したポリープを認め，これは典型的な過形成性ポリープである（黄→）．

インジゴカルミン散布像

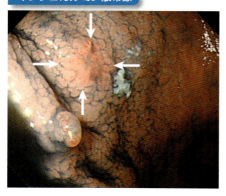

- インジゴカルミンを散布すると，色調の違いが際立ってくる．また，周囲で認める胃小区の模様が，病変内では不明瞭となることから，病変の認識が容易になる．
- この病変は通常観察では気がつかず，最後にインジゴカルミンを胃内全体に散布した際に発見された．このようにインジゴカルミンを散布することにより発見される胃癌も多い．

ESD 病理組織像

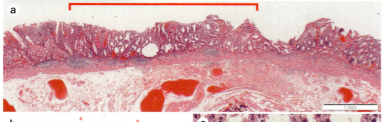
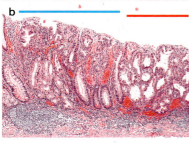
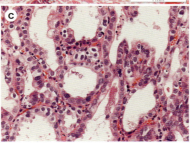

a：HE 染色・弱拡大像．赤線で示した部位に腫瘍を認める．背景は腸上皮化生とリンパ濾胞を伴う炎症細胞浸潤を認める胃体部腺粘膜．病変は若干陥凹している．

b：HE 染色・病変辺縁部中拡大像．中心部寄り（赤線）では粘膜全層性に，辺縁部（青線）では粘膜表層主体に，管状構造を示す腫瘍の密な増生が認められる．

c：HE 染色・病変部強拡大像．類円形腫大核を有する細胞からなる腺管の密な増生を認める．高分化管状腺癌（tub1）と診断する．

診断

体中部前壁，0-Ⅱc，7 mm，tub1，T1a(M)，UL(−)

この症例のポイント

- 胃癌は多発する．
- 萎縮の強い胃は分化型胃癌のリスクが高い．
- インジゴカルミンの散布により発見される胃癌も多い．

その他の画像には，何が写っているのでしょうか？

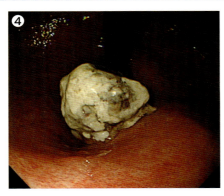

❹
- 噴門部小彎に 30 mm 大の隆起性病変を認める．病変は壊死物質に覆われている．前医で指摘された早期胃癌である．
- 体中部前壁の病変に対して ESD を施行後に，こちらの病変に対して噴門側胃切除が施行された．
- 術後診断は噴門部小彎，0-Ⅰ，30 mm，tub1＞tub2，T1b(SM2)であった．

case 30 　術前精査で見つかった同時性多発病変 ⑦　〔H. pylori 現感染胃癌〕

> **解答 ❶**　前医で発見された胃癌は ⑥ に写っています．

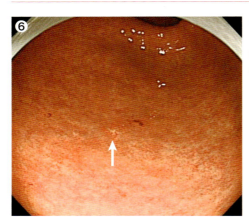

- びまん性発赤と，軽度の粘膜腫脹，ひだ腫大を認め，H. pylori 現感染を疑う．
- 背景粘膜は O-2 の萎縮を認める．
- 前庭部大彎に生検瘢痕を認める（→）．周囲はやや発赤し，鮮血が付着している．この時点では癌を疑うことはできない．

インジゴカルミン散布像

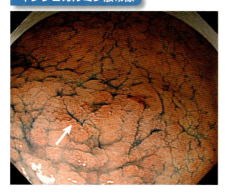

- 近接してインジゴカルミンを散布して観察すると，口側に生検瘢痕（→）を認めるが，凹凸は目立たず，癌の所見ははっきりしない．
- 小さな病変では，生検の影響により癌の所見がわかりにくくなることをよく経験する．

NBI 非拡大像

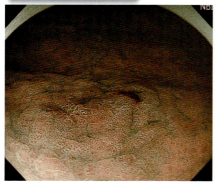

NBI 強拡大像

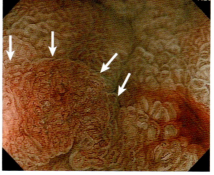

- NBI 非拡大では，病変は褐色調の領域として認識され，拡大すると demarcation line（→）が明瞭に認識でき，病変内は拡張，蛇行する異常な血管を認め，癌と診断できる．

> **診 断 ❶**　前庭部大彎，0-Ⅱc，12 mm，tub1，T1a(M)，UL(−)

解答 ❷ 同時性多発病変は ② に写っています．

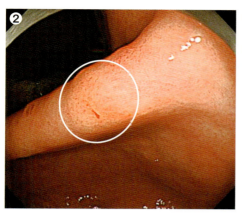

- 胃角小彎後壁に色調が周囲より若干黄色気味の扁平隆起性病変を認める．
- 病変内には自然出血を伴い，腫瘍性病変を考える．

インジゴカルミン散布像

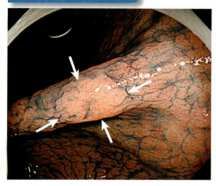

NBI 非拡大像

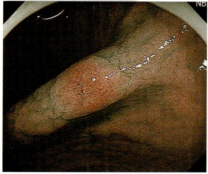

NBI 弱拡大像

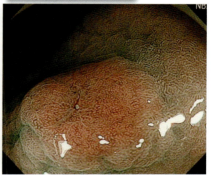

- インジゴカルミンを散布すると，病変内は胃小区が消失しており，周囲よりも発赤が目立つようになる．
- NBI 非拡大では，病変は褐色調の領域として明瞭に描出される．
- 拡大すると構造，血管ともに不整は強くなく，癌よりも腺腫を疑う．

診 断 ❷ 胃角小彎後壁，0-Ⅱa 様，6 mm，tubular adenoma with moderate atypia

この症例の ポイント

- 同時性多発病変に注意する．
- 自然出血は腫瘍のサイン．
- ちょっとした色調の違いに注意する．
- NBI 非拡大は，病変の拾い上げに有用なことがある．

case 31 　胃潰瘍の治療後の定期検査　　〔*H. pylori* 除菌後発見胃腺腫〕

解 答　胃腫瘍は ① ② に写っています．

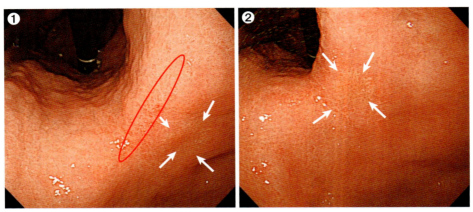

- 背景粘膜は O-2 の萎縮を呈する．体部小彎には，除菌後の変化である地図状発赤を認める．胃角小彎には前後壁に伸びる線状の胃潰瘍瘢痕がみられる（赤○）．胃角部にはこのような線状潰瘍瘢痕が好発する．
- 中心部には発赤した再生上皮を認め，陥凹面や凹凸不整な粘膜はなく良性と判断できる．
- 潰瘍瘢痕のやや肛門側に，周囲の粘膜よりやや黄白色調の粘膜を認める（→）．凹凸の変化はほとんどなく，色調の変化のみの所見である．

インジゴカルミン散布像

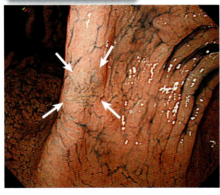

NBI 非拡大像

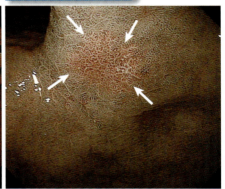

- インジゴカルミン散布像では，病変は平坦な 0-Ⅱb 型であることがわかる．
- 周囲の胃小区模様と違い，病変内には細い溝にインジゴカルミンが溜まっている所見を認める．
- NBI が一番病変の視認性が良く，褐色調の粘膜として認識され，非拡大でも病変の範囲は明瞭である．

生検病理組織像

- HE 染色・中拡大像．粘膜表層主体に中等度異型の管状腺腫を認め，粘膜深層では腺管が嚢胞状に拡張している．

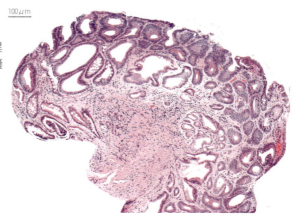

診 断 胃角小彎，0-Ⅱb 様，5mm，tubular adenoma with moderate atypia

この症例の **ポイント**

- 萎縮，腸上皮化生が高度な胃では分化型胃癌，胃腺腫を探す．
- 教科書的な胃腺腫は白色調の扁平隆起性病変であるが，*H. pylori* 除菌後は平坦な病変も多い．
- 胃腺腫や分化型胃癌では，周囲より若干黄色調の色調を呈することがある．
- 胃腺腫や分化型胃癌では，NBI の非拡大でも病変がよく視認されることがある．

その他の画像には，何が写っているのでしょうか？

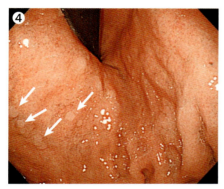

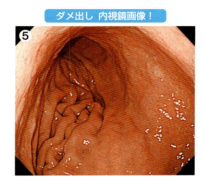

ダメ出し 内視鏡画像！

- 噴門から穹窿部に，小さな白色の扁平隆起が多発している（→）．
- 背景粘膜は萎縮していることから，これらの白色扁平隆起は腸上皮化生であることがわかる．

- 体部大彎はひだの間が広がっておらず，不適切な写真である．
- このような状態ではひだの間に癌が隠れていても，見逃してしまう．体部の見下ろしの観察時は十分な送気を行い，ひだの間が観察できるようにすることが重要である．

比較！ 別症例

典型的な胃腺腫

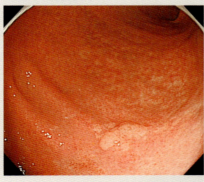
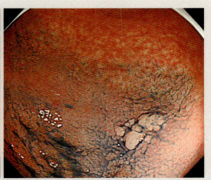

- 丈の低い白色調の扁平隆起性病変．
- 表面と辺縁は平滑である．表面は結節状のことも多い．
- 境界は明瞭である．

case 32 胃悪性リンパ腫の抗癌剤治療後のスクリーニング内視鏡検査　〔H. pylori 除菌後発見胃癌〕

解答　胃癌は ② に写っています．

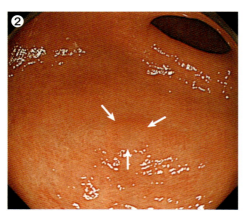

- 背景粘膜は O-3 の萎縮を認める．
- 幽門前部大彎に，周囲と比較して若干黄白色の粘膜を認める（→）．この色調の変化を見落とすと，微小胃癌は見つけられない．

インジゴカルミン散布像

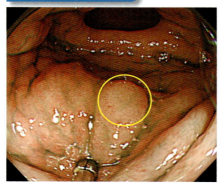
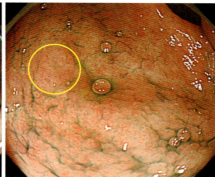

- インジゴカルミンを散布すると，粘膜面が若干陥凹していることが認識できる．

この症例の ポイント

- ちょっとした色調の変化に気をつける．
- とくに黄白色調の病変は分化型胃癌の可能性が高い．
- 少しでも怪しいと感じた病変は近接し，インジゴカルミンの散布でよく観察する．

診断　幽門前部大彎，0-Ⅱc，3 mm，tub1，T1a(M)，UL(−)

その他の画像には，何が写っているのでしょうか？

- 胃悪性リンパ腫の抗癌剤治療後の瘢痕を多数認める（○）．
- →の粗糙な粘膜は生検を行ったところ，腸上皮化生の診断であった．

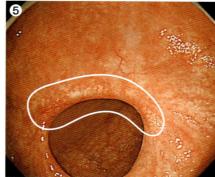
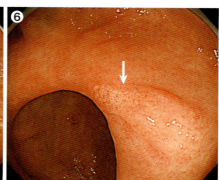

case 33 胃癌 ESD 後，追加治療の検討のために紹介となった患者　〔*H. pylori* 現感染胃癌〕

解答　胃癌は③④に写っています．

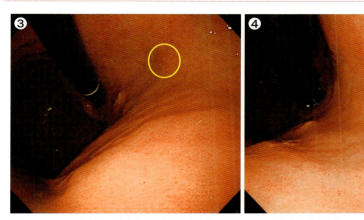

- 背景は C-3 の萎縮とびまん性発赤を認め，*H. pylori* 現感染を疑う．
- 体部小彎は萎縮と腸上皮化生が目立ち，このような背景粘膜では分化型胃癌に注意して観察する．
- ③の画像では，体中部小彎に発赤陥凹性病変を認め（○），周囲は隆起しているように見える．
- ④の近接では，明らかに周囲粘膜と違い，凹凸が目立つ．よく見ると→のような陥凹性病変とわかるが，通常観察だけではこまかい所見はとれない．

インジゴカルミン散布像

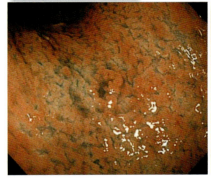
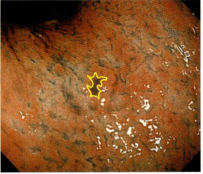
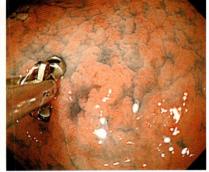

- インジゴカルミンを散布すると，蚕食像（棘状のはみ出し）を認め，この時点で癌であると確証がもてる．
- 病変の周囲は軽度隆起しており，これは分化型胃癌によくみられる反応性の隆起である．

- 病変は鉗子を開大させたサイズと同等であり，6 mm 大の病変であるとわかる．このような写真を残すことにより後から病変の評価が可能となる．

診断　体中部小彎，0-Ⅱc，6 mm，tub1，T1a(M)，UL(−)

この症例のポイント

- 萎縮性胃炎，腸上皮化生は分化型胃癌のリスクが高い．
- 凹凸が目立つ部位はインジゴカルミンを散布して観察する．
- 棘状のはみ出しは胃癌のサイン．

その他の画像には，何が写っているのでしょうか？

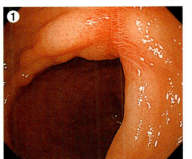

- これは 1 カ月前の ESD 後の瘢痕である．良性潰瘍の瘢痕はこのように発赤した柵状の再生上皮を伴う．

case 34 胃癌 ESD 後のスクリーニング内視鏡検査 ① 〔H. pylori 除菌後発見胃癌〕

解答 ① 1つめの病変は ④ に写っています．

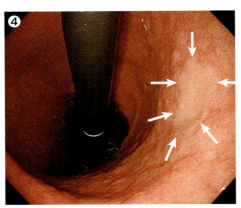

- 背景粘膜は O-3 の萎縮を認め，腸上皮化生である白色扁平隆起が多発している．
- 前庭部前壁と体上部前壁に ESD 後瘢痕を認める．
- 体下部後壁に，周囲の白色よりも若干黄色がかった扁平隆起を認める．
- 見つけるポイントは色調の微妙な違いと，周囲の扁平隆起より明らかに大きい点である．
- 体下部後壁は見落としやすい部位であり，反転観察では意識して内視鏡をプッシュ気味に押し込まないと視野に入ってこない．

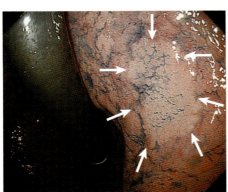

インジゴカルミン散布像

- インジゴカルミンを散布すると，周囲の萎縮性胃炎や腸上皮化生よりも病変内の溝が目立つ．
- 通常観察よりも境界は明瞭となる．体部後壁の病変は内視鏡を反時計回りにトルクをかけ，左アングルを目いっぱいかけて，少し脱気すると正面視で見える．

診断 ① 体下部後壁, 0-Ⅱa 様, 20 mm, tubular adenoma with moderate atypia

---

コラム 異時性多発胃癌

早期胃癌の内視鏡治療後の残存胃粘膜は異時性多発癌の高リスク発生母地であり，その頻度は 8.2～15% と報告[a)～c)]されている．年率で計算すると毎年 2～3% に新しい胃癌が見つかることになり，決して少なくない数字である．とくに男性，強い萎縮性胃炎，多発胃癌の既往がある症例では異時性多発癌のリスクが高くなる[a)]．H. pylori 除菌の介入により，異時性多発癌の発生が 1/3 に抑制されるという前向き研究があり[d)]，胃癌の内視鏡治療後は H. pylori の除菌および毎年の内視鏡検査が必須といえる．また，胃癌の内視鏡治療後の症例は"胃癌が隠れている可能性が高い！"と意識して検査をしなくてはいけない．

a) Mori, G., Nakajima, T., Asada, K., et al.: Incidence of and risk factors for metachronous gastric cancer after endoscopic resection and successful Helicobacter pylori eradication: results of a large-scale, multicenter cohort study in Japan. Gastric Cancer 19 : 911-918, 2016
b) Nakajima, T., Oda, I., Gotoda, T., et al.: Metachronous gastric cancers after endoscopic resection: how effective is annual endoscopic surveillance? Gastric Cancer 9 : 93-98, 2006
c) 小林正明，成澤林太郎，佐藤祐一，他：内視鏡治療後における異時性多発胃癌の発生リスクは永続しない．Gastroenterol. Endosc. 54; 1498-1505, 2012
d) Fukase, K., Kato, M., Kikuchi, S., et al.: Effect of eradication of Helicobacter pylori on incidence of metachronous gastric carcinoma after endoscopic resection of early gastric cancer: an open-label, randomized controlled trial. Lancet 372 : 392-397, 2008

解答 ❷　2つめの病変は ⑤ に写っています．

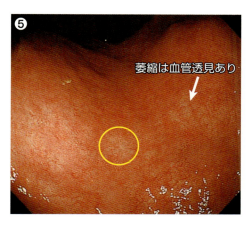

▶ 体中部小彎前壁寄りに，周囲の腸上皮化生よりも，やや黄白色調の粘膜を認める（○）．
▶ 萎縮と違い，血管透見は目立たない．
▶ 周囲粘膜の微妙な相違から，癌を疑って詳しく観察する．

インジゴカルミン散布像

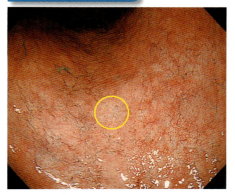

▶ インジゴカルミンを散布すると，背景の慢性胃炎よりも粗糙な粘膜である．

NBI 非拡大像

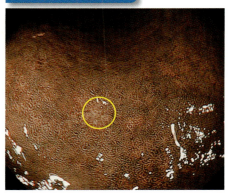

▶ NBIは拡大していないが，周囲よりこまかい構造であることが認識できる．

診 断 ❷　体中部小彎前壁，0-Ⅱb，3mm，tub1，T1a(M)，UL(−)

この症例の ポイント

- 胃癌の異時性多発と同時性多発に気をつける．
- 体下部後壁は見逃しが多い部位であり，意識して観察する．
- 背景の萎縮，腸上皮化生との微細な違いを拾い上げる．
- 白色扁平隆起は，腸上皮化生と腺腫を鑑別に挙げる．

case 35　胃癌 ESD 後のスクリーニング内視鏡検査 ②　〔H. pylori 除菌後発見胃癌〕

解 答　胃癌は ① に写っています．

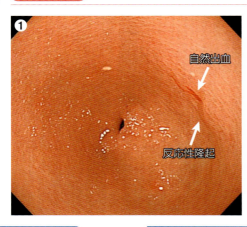

① 自然出血／反応性隆起

- 背景粘膜は O-1 の萎縮を認め，腸上皮化生が目立ち，キサントーマが散在している．分化型胃癌のリスクが高い症例である．
- まず，前庭部後壁の出血が目に入ってくる．出血の周りは若干隆起している．この時点で，癌からの自然出血を疑い，周囲の隆起は 0-Ⅱc 病変の反応性隆起ではないかと考える．

洗浄後

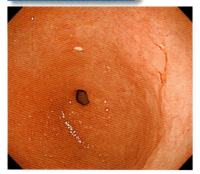

- 出血を洗浄しても，再度鮮血がにじみ出てくる．このような場合は，癌からの出血の可能性が高い．これは表層の癌組織が脆弱なためである．

インジゴカルミン散布像

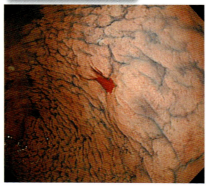
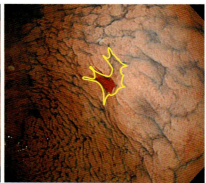

- インジゴカルミンを散布すると，棘状のはみ出しと反応性隆起から，分化型胃癌を疑う．

診 断　前庭部後壁，0-Ⅱc，4 mm，tub1，T1a(M)，UL(−)

この症例の ポイント

- 胃癌の ESD 後は異時性多発病変を探す！
- 自然出血は胃癌の目印である．
- 棘状のはみ出しと反応性隆起は，分化型胃癌の所見である．

👓 その他の画像には，何が写っているのでしょうか？

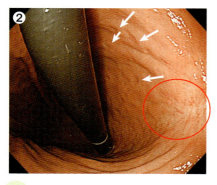
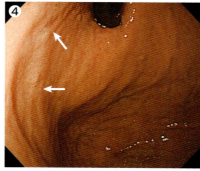

- 体下部小彎に ESD 瘢痕を認める（赤○）．集中するひだはなめらかに瘢痕に集中しており，悪性像は認めない．
- 体部には発赤陥凹が多発しており（→），これらは H. pylori 除菌後の変化である．単発の発赤陥凹であれば胃癌を疑うが，このように多発している場合は，除菌後の変化の可能性が高い．

第Ⅳ章　胃癌は見つかりましたか？

case 36 胃癌 ESD 後のスクリーニング内視鏡検査 ③ 〔H. pylori 除菌後発見胃癌〕

解答 胃癌は②③に写っています．

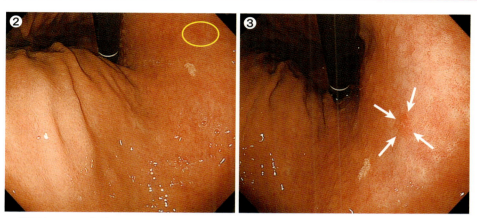

- 背景は O-1 の萎縮と腸上皮化生および除菌後の地図状発赤が目立つ粘膜である．
- 体中部小彎にキサントーマを認め，その後壁に周囲の地図状発赤よりも赤みが強い発赤斑を認める（→）．凹凸ははっきりしない．

インジゴカルミン散布像　　見上げ像　　　　　　　　　見下ろし像

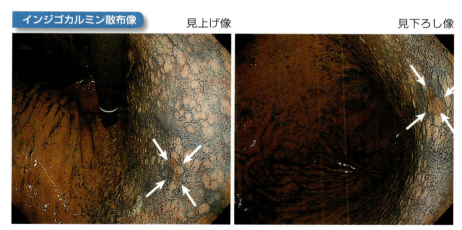

- インジゴカルミンを散布すると，周囲の青色の中で，病変の発赤は目立つようになる．凹凸はなくⅡb病変であることがわかる．

NBI 非拡大像

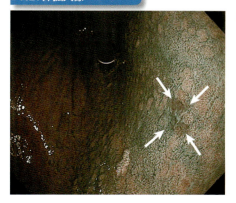

- NBI で観察すると病変は褐色調を呈し，境界は明瞭である．

| 診 断 | 体中部小彎, 0-Ⅱb, 4 mm, tub1, T1a(M), UL(-) |

この症例のポイント

- 周囲より強い発赤に注意する.
- インジゴカルミンを散布すると, 癌の発赤が目立つ.

その他の画像には, 何が写っているのでしょうか？

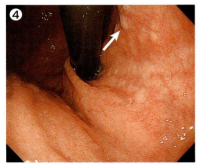
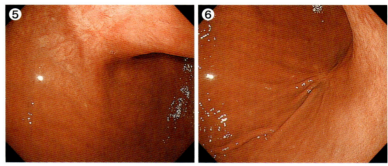

- 白色の扁平隆起が多発している. とくに→の病変は隆起が目立ち, 腺腫との鑑別が問題となる.
- 同部位は生検により腸上皮化生と診断された.

- 体下部小彎前壁と胃角大彎後壁に瘢痕を認める. ひだはなめらかに中央に集中しており, 悪性所見は認めない. ESD後の瘢痕である.

コラム　上手な内視鏡医になるには？

　若い医師に, 内視鏡がうまくなるコツを教えてくださいと聞かれることがある. そんな時は,「まず自分が内視鏡を受けてみること」と答えている. 初めて自分が上部消化管内視鏡検査を受けたのは, 医学生時代である. 消化器外科の実習で, じゃんけんで負けて, 内視鏡を受ける羽目になってしまった. 指導医に挿入してもらったあとは, 同級生に胃の中で内視鏡をもてあそばれ, 拷問のような苦しみを味わい, トラウマになってしまった. その後, 自分が内視鏡をするようになり,「内視鏡がうまくなるには自分で経験してみろ」と言われ, 上司に内視鏡をしてもらった. 大学時代に受けた時よりは, いくぶん楽にできたが, それでも咽頭では反射が強く, 送気で胃壁が伸展されるとつらくなってくる. その時, 上司や, 介助についてくれた看護師がリラックスできるように声をかけてくれ, 背中をさすってくれたのはとても助かった. 自分で経験しないと, どの部位でどのような苦痛を感じるかといった具体的な感覚が理解できないし, 患者にもやさしくなれない. まずは, 自分で検査を受けてみよう.

case 37 胃癌 ESD 後のスクリーニング内視鏡検査 ④ 〔H. pylori 除菌後発見胃癌〕

解 答 胃癌は ③ ④ ⑤ ⑥ に写っています．

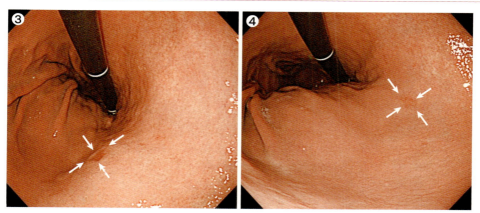

- 背景粘膜は O-1 の萎縮である．体中部前壁に発赤陥凹性病変を認める．③のように接線方向から観察すると陥凹がしっかりと認識されるが，全体像が把握しにくい．
- 一方，④のように正面視で観察すると，全体像が把握できるが，陥凹しているかは不明である．

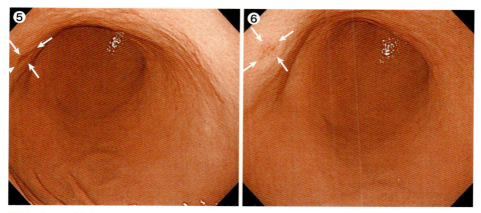

- 見下ろしでの観察でも同様に，⑤の接線方向からの観察では明瞭な陥凹を認識できるが，全体像が把握しにくく，⑥のようにアングルを変えて正面視で観察すると，全体像が把握できるが，陥凹は不明瞭となる．周囲に同様の発赤陥凹はなく，癌を疑って観察する．

空気量少量

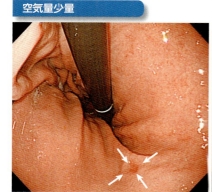

- 空気量を少なくして，胃壁の伸展をとると，病変の陥凹は明瞭となる．

近接像

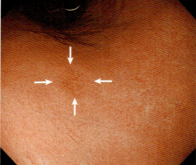

- 近接の正面視では顆粒状の発赤粘膜と考えられるが，通常観察では詳細が把握できない．

NBI 非拡大像

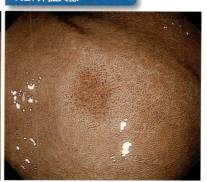

- NBI で観察すると，明瞭な境界を有する褐色調の病変として視認できる．

| インジゴカルミン散布像 |

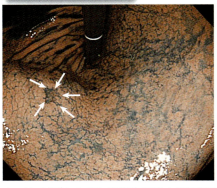
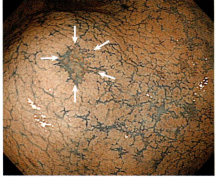

▶ インジゴカルミンを散布すると正面視でも病変が境界明瞭な陥凹性病変であると認識できる．また辺縁は細かい棘状の蚕食象を示し，細顆粒状の粘膜模様を呈する．

▶ 萎縮を背景とした発赤陥凹性病変，棘状の蚕食像，細顆粒状の粘膜模様から分化型胃癌と診断する．

診 断　体中部前壁，0-Ⅱc，6mm，tub2，T1a(M)，UL(－)

この症例のポイント

- 単発の陥凹性病変は癌を疑う．
- 病変はいろいろな角度から観察して病変の特徴を捉える．
- 接線方向から観察すると凹凸がわかりやすい．
- 正面から観察すると病変の全体像が把握しやすい．
- 空気量を少なくすると陥凹は明瞭となる．

| 1年前の内視鏡像 |

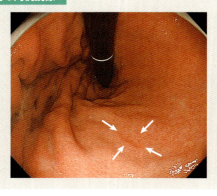

- 1年前の内視鏡画像である．*H. pylori* 除菌前であり，白濁粘液とびまん性発赤を認める．除菌後の写真と比較すると，粘膜の色調の違いがよくわかる．
- 病変は→の範囲であると考えられるが，通常観察では同定することは難しい．インジゴカルミンを散布して観察すれば，病変が発見されたかもしれない．

case 38 胃癌 ESD 後のスクリーニング内視鏡検査 ⑤ 〔H. pylori 除菌後発見胃癌〕

解答 胃癌は ② に写っています．

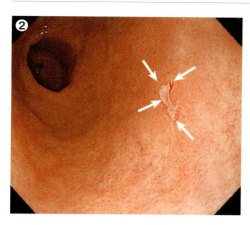

- 背景粘膜は O-3 の萎縮を呈し，体部大彎には除菌後変化である地図状発赤が出現している．
- 体下部前壁に ESD 後瘢痕とクリップの残存を認める．
- 前庭部後壁に粘液が付着した陥凹性病変を認める．また，鮮血の付着も伴い癌を疑う．

近接像

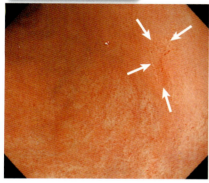
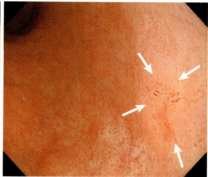

- プロナーゼ水で洗浄すると，粘液は剥がれ，陥凹面がはっきりする．
- 癌に付着する鮮血は洗浄により流れるが，新しい出血が誘発される．これは，癌が易出血性であるためである．
- 粘液の付着は，癌に特異的な所見ではないが，癌に付随する所見として時々見かける．

インジゴカルミン散布像

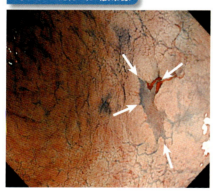

- インジゴカルミンを散布すると，陥凹面は不整形で，辺縁は細かい棘状の蚕食像を呈する．典型的な陥凹型の分化型胃癌である．

診断 前庭部後壁，0-Ⅱc, 6 mm, tub1, T1a(M), UL(−)

この症例の ポイント

- ESD 後は異時性多発病変がよく見つかる．
- 粘液が付着している陥凹を見たら，プロナーゼ水で洗浄して，粘液を落として観察する．
- 粘液の付着で見つかる胃癌もある．
- 自然出血は癌を疑う所見である．
- 棘状の蚕食像は分化型胃癌の所見である．

case 39 胃癌 ESD 後のスクリーニング内視鏡検査 ⑥ 〔H. pylori 除菌後発見胃癌〕

解 答 胃癌は ②③ に写っています．

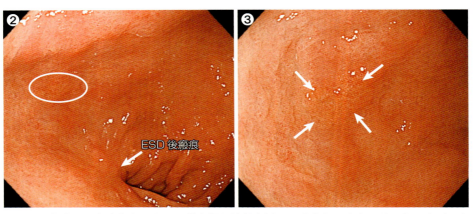

- 背景は萎縮と腸上皮化生である．前庭部と体部小彎には除菌後の変化の地図状発赤が目立つ．前庭部前壁と噴門部小彎には ESD 後瘢痕を認める．
- 前庭部小彎前壁寄りに周囲よりやや黄色調の粘膜を認める．

近接像
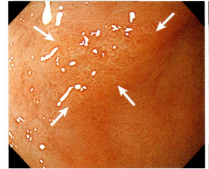

NBI 非拡大像
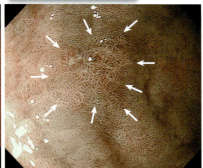

- 近接観察すると，周囲よりやや黄色調の粗糙な粘膜を認める．周囲より黄色調の粘膜は分化型胃癌を疑う．
- NBI 非拡大では，病変は周囲より淡い褐色調を呈し，境界はやや不明瞭である．

NBI 中拡大像
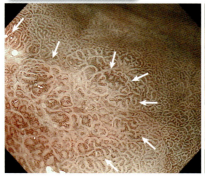

インジゴカルミン散布像
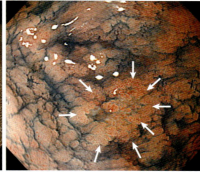

- 病変後壁側の NBI 中拡大像である．微細表面構造は周囲より大型で大小不同である．内部には拡張，蛇行したループ状の血管を認める．demarcation line が明瞭であり，癌と診断できる．
- インジゴカルミンを散布すると，病変内は周囲の胃小区模様と違い，大小不同の顆粒状の粘膜模様を呈している．0-Ⅱc か 0-Ⅱb か迷うところであるが，周囲粘膜にみられる凹凸を超えるほどの陥凹はないと判断して 0-Ⅱb とした．

診 断 前庭部小彎前壁，0-Ⅱb，8 mm，tub1，T1a(M)，UL(−)

この症例の ポイント

- 萎縮粘膜のなかの，周囲より黄色調の粘膜に注意する．

胃癌ESD後のスクリーニング内視鏡検査 ⑦ 〔H. pylori 除菌後発見胃癌〕

解答 ❶　1つめの病変は ⑤ ⑥ ⑨ に注目します.

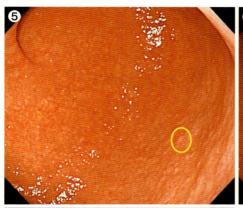
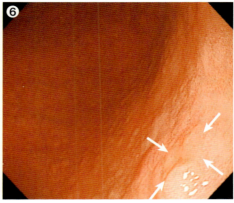
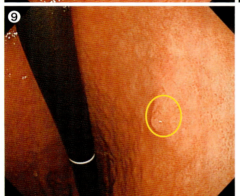

▶ ⑤体下部後壁大彎寄りに遠景で凹凸が目立つ部位を認める(黄○).
▶ ⑥近づいてみると,周囲より若干黄色調の陥凹面を認め,陥凹辺縁は隆起を伴う.
▶ ⑨反転して観察すると,遠景では陥凹の口側が隆起していること以外は病変の詳細は不明である.

インジゴカルミン散布像

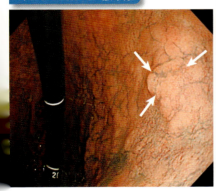

NBI 中拡大像

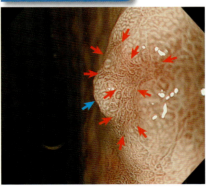

▶ インジゴカルミン散布では隆起の肛門側が若干陥凹しているように見える.
▶ NBIの中拡大では褐色の陥凹面を認める.陥凹面は周囲より褐色調で血管が目立ち,表面構造も細かく,境界は明瞭である(赤→).口側の隆起では癌の所見は認めず,反応性隆起を疑う(青→).したがって萎縮を背景とした辺縁隆起を伴う不整形の陥凹性病変であり,分化型胃癌を疑う.

MEMO　胃癌のリスクの高い胃とは?

- 萎縮が進行した状態ほど胃癌の発生頻度が高いことが以前から指摘されており,井上らは内視鏡検査から11年間の胃癌発見頻度を C-1:0%, C-2, 3:2.2%, O-1, 2:4.4%, O-3:10.3% と報告している[57].
- しかし,萎縮が強い背景粘膜では,胃炎に紛れて小さな胃癌の発見は難しい.近接で観察したり,インジゴカルミンを散布するなど丁寧に観察することにより,微小胃癌も拾い上げが可能となる.内視鏡で萎縮が進行している胃を見たときは,"このなかに隠れている胃癌を見つけ出す!"という強い気持ちをもって内視鏡を行いたい.

ESD 病理組織像：病変1

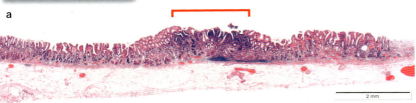

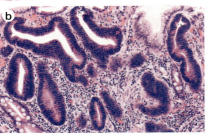

a：HE 染色・弱拡大像．赤線で示した部位に腫瘍を認める．非癌粘膜との境界に反応性隆起を伴い，病変部は軽度の陥凹を示している．

b：HE 染色・病変部強拡大像．不整な腺管構造を形成する腫瘍を認める．核は紡錘形を呈し，腸型腺腫との鑑別を要する部位もあるが，高分化管状腺癌（tub1）と診断した．

診 断 ❶ 　体下部後壁，0-Ⅱc，3 mm，tub1，T1a(M)，UL（−）

解 答 ❷ 　2つめの病変は ⑩ ⑪ に注目します．

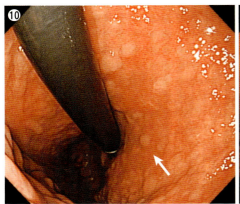

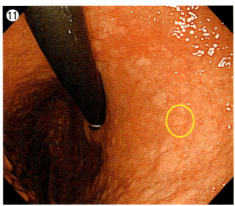

- ⑩遠景では→の病変は認識できない．
- ⑪体中部小彎前壁寄りに周囲よりやや黄色調の粘膜を認める（黄○）．微小病変を見慣れてくると，この微妙な色調の違いを捉えて"怪しい"と思えるようになる．

近接像

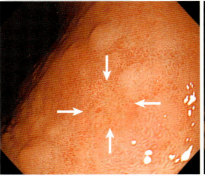

インジゴカルミン散布像

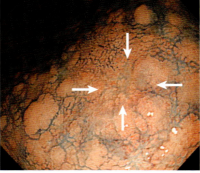

NBI 中拡大像

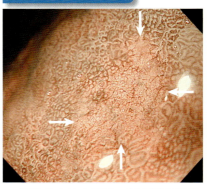

- 近接して観察すると，周囲より若干黄色調の粘膜面を認める．
- 周囲の粘膜との境界はやや不明瞭である．

- インジゴカルミンを散布すると，色調と粘膜構造の違いから病変の範囲が認識できる．

- NBIの中拡大では，褐色調の陥凹性病変として視認され，病変内は表面構造が消失し，不規則な血管を認め，癌と診断できる．境界は明瞭である．

ESD 病理組織像：病変 2

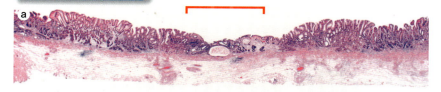

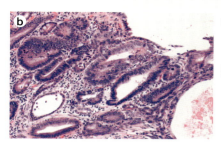

a：HE 染色・弱拡大像．赤線で示した部位に腫瘍を認める．周辺粘膜に比して，陥凹した領域を形成している．

b：HE 染色・病変部強拡大像．大小不同で不整な腺管構造を形成する腫瘍を認める．核異型も高度である．高分化管状腺癌（tub1）と診断した．

診断 ❷　体中部小彎，0-Ⅱc，3 mm，tub1，T1a(M)，UL(－)

この症例のポイント

- 萎縮が進行している胃は癌のリスクが高い．
- 辺縁隆起は胃癌の発見の契機となる．
- 微妙な色調の変化を見落とさない．
- 怪しいと思った場所は，近接やインジゴカルミン散布で詳細に観察する．

その他の画像には，何が写っているのでしょうか？

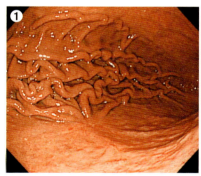

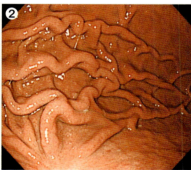

- 体部は大彎を残して萎縮しており，O-3 の萎縮である．
- 体上部後壁にひだ集中像を認める．
- ESD 後の瘢痕である．
- ひだは中央に向かってなだらかに移行している．
- 悪性所見であるひだの途絶，段差，急激なやせ細りは認めない．

case 41 胃癌 ESD 後のスクリーニング内視鏡検査 ⑧　〔H. pylori 除菌後発見胃癌〕

解答　胃癌は ④ ⑤ に写っています．

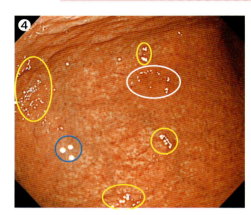

- 背景粘膜は O-3 の強い萎縮を呈し，胃癌のリスクの高い胃粘膜である．
- 内視鏡の白色光の反射はキャッチライトやハレーションと表現される．このキャッチライトは強い白色を呈し，その部分の粘膜構造はまったく認識できなくなる．内視鏡を近接しすぎた場合，粘膜面に凹凸がある場合，液体が貯留している場合に，内視鏡の光を正面から当てるとキャッチライトが出現する．
- 黄○は腸上皮化生の凹凸や血管の凹凸によるキャッチライトであり，青○は穹窿部大彎に溜まっている洗浄した水によるキャッチライトである．
- そのほかに，体上部大彎前壁寄りに，不自然に楕円を形成するキャッチライトを認め，ここは楕円形の陥凹性病変の存在を疑う（白○）．

近接像

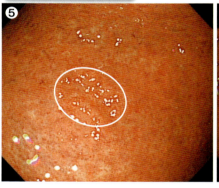

さらに！近接像

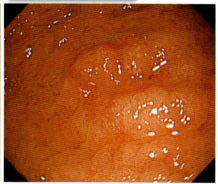

- 病変の近接像では，病変の辺縁を中心に細かいキャッチライトを認め，陥凹性病変の周囲に隆起を伴っていると予想される．
- さらに近接し，脱気ぎみにして観察すると，辺縁の隆起が目立つ．このように空気量を変えることにより，病変の見え方が変わってくる．

インジゴカルミン散布像

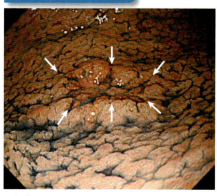

NBI 非拡大像

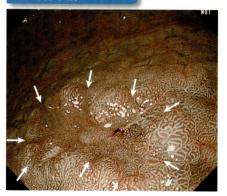

- インジゴカルミン散布では，陥凹面の境界がはっきりと描出され，辺縁は蚕食像を呈し，分化型胃癌を疑う．
- 陥凹型の分化型胃癌の場合は，辺縁の隆起は反応性隆起であり，隆起には癌は存在しないことが多い．
- NBI 非拡大では，陥凹面と辺縁隆起では表面構造が大きく異なっており，明瞭な境界を形成する．

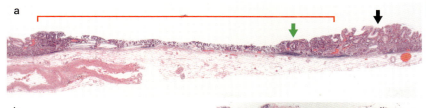

ESD 病理組織像

a：HE 染色・弱拡大像．赤線で示した範囲に腫瘍を認めた．病変中心部では，周囲に比して陥凹が明瞭．
b：HE 染色・中拡大像．a の緑→部．不整な管状構造を示す高分化管状腺癌（tub1）が粘膜内に認められる．
c：HE 染色・強拡大像．a の黒→部．病変辺縁の非腫瘍粘膜には腺窩上皮の過形成性変化が目立ち，周囲非腫瘍粘膜よりも若干の隆起を示す．いわゆる反応性隆起の像であり，ここには癌細胞は認められない．

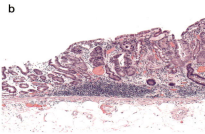
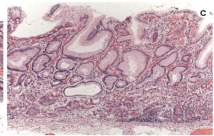

診断 体上部大彎，0-IIc, 15 mm, tub1, T1a(M), UL(−)

この症例のポイント

- キャッチライトは，凹凸の存在を示す．
- 異常なキャッチライトから病変を探す．
- 辺縁の蚕食像は，分化型胃癌を示唆する．
- 陥凹型の分化型胃癌では，周囲に反応性隆起を伴うことがある．
- 反応性隆起の部位には，癌細胞は存在しない．

その他の画像には，何が写っているのでしょうか？

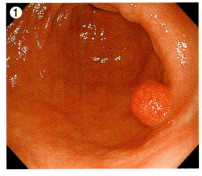
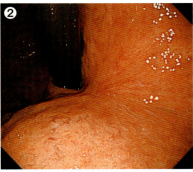

① 前庭部後壁に強い発赤調の山田のII型ポリープを認める．表面は平滑で，粗大な粘膜模様を呈し，周囲との境界は明瞭である．典型的な過形成性ポリープである．

② 噴門部小彎に ESD 後の潰瘍瘢痕を認める．体部小彎の瘢痕はひだの集中を伴わないことが多いが，瘢痕の中心部に向かってひきつれを示す．ひきつれの粘膜は不整な凹凸は伴わず，悪性の所見はない．

4 カ月前の内視鏡

- この症例では 4 カ月前にも内視鏡が行われていたが，その際には病変は認識されていなかった．ひだの上に病変が重なっており，認識しにくくなっている．
- 病変発見時のように空気を入れて，よく伸展させると，ひだがなくなり病変が認識しやすくなる．
- 体部大彎は遠景からの観察では見逃しが多い．しっかり近接して観察しなくてはいけない．

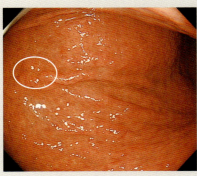
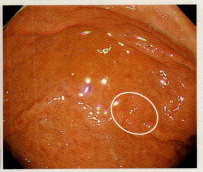

case 42 胃切除後の定期スクリーニング内視鏡検査① 〔H. pylori 除菌後発見胃癌〕

解答 胃癌は ③ ④ に写っています．

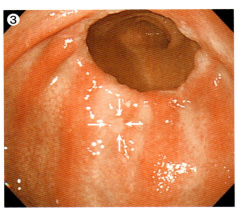
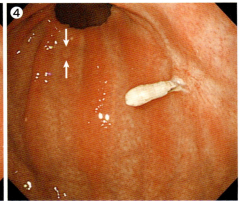

- 幽門側胃切除後の残胃であり，背景粘膜は萎縮および，胆汁逆流による残胃炎を認める．体部後壁には ESD 後瘢痕とクリップの残存を認める．未分化型胃癌の術後では未分化型胃癌の異時性多発のリスクが高く，褪色調の病変に注意して観察しなくてはいけない．
- そのように意識しながら見ていくと，遠景からでも吻合部の口側に円形の褪色粘膜に気がつく．

近接像

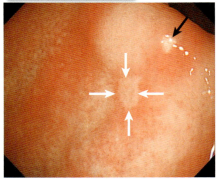
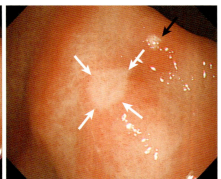

- 近接して観察すると，病変は境界明瞭な色調の変化として認識される．この時点で未分化型胃癌を強く疑う．
- 肛門側の黄色斑（→）はキサントーマであり，未分化型胃癌よりも色調は黄色調である．

インジゴカルミン散布像

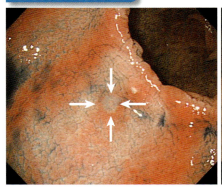
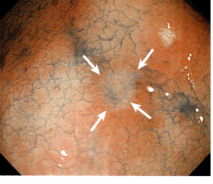

- インジゴカルミンを散布すると，病変には凹凸の変化はなく，粘膜表面の胃小区の変化も認めない．つまり色調のみの変化の 0-Ⅱb 病変であることがわかる．
- 未分化型胃癌の初期像は凹凸の変化がない 0-Ⅱb 病変が多く，このような病変の癌は表面に露出せずに，粘膜中層のみに印環細胞癌が存在している．

診断 残胃体部大彎，0-Ⅱb，3 mm，sig，T1a(M)，UL(－)

この症例の ポイント

- 未分化型胃癌の術後の残胃は，未分化型胃癌の異時性多発に気をつける．
- 未分化型胃癌の初期像は，褪色した0-Ⅱbである．

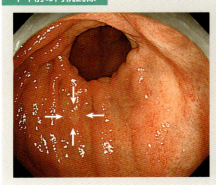

半年前の内視鏡像

- 半年前にも画像には病変が写っているが，この時は認識されていなかった．
- 未分化型胃癌の術後では，褪色を意識して観察することにより，微小胃癌を拾い上げることができる．

コラム　十二指腸を先に観察する？

　上部消化管内視鏡検査の観察の順番は，先に十二指腸を観察してから胃の中を観察すると多くの本で書かれている．しかし，十二指腸を先に観察すると，体部大彎や胃角小彎が内視鏡で擦れてしまい，微小病変などは病変が認識できなくなってしまう．内視鏡で擦れる部位は先に観察する方法もあるが，それなら胃の中を一通り観察してから十二指腸を観察するほうがよいのではないかと思うようになった．考えてみると，十二指腸を先に観察するメリットは思い浮かばない．さらに，十二指腸を最後に観察すると，胃を観察している間に鎮静が十分効いてpushしても患者があまり苦しがらない．現在は，胃内をくまなく観察してから十二指腸を観察するようにしている．ただし，十二指腸に入る前に，胃内を十分に脱気しないと，患者が苦しくなってしまうので注意が必要である．

case 43 胃切除後の定期スクリーニング内視鏡検査② 〔H. pylori 除菌後発見胃癌〕

解 答　胃癌は，③④に写っています．

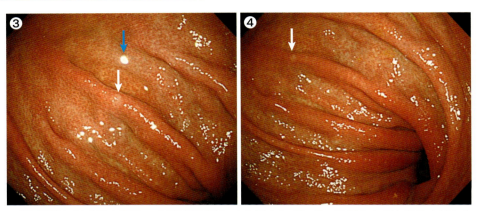

- 背景粘膜には萎縮を認め，ひだは残胃炎により発赤している．残胃体上部大彎のひだの上に小さな褪色調のスポットを認める（白→）．
- 病変の周囲は発赤しており，遠景からでも褪色は目立っている．凹凸はなく，色調の変化のみの所見である．
- 青→は内視鏡のライトの反射（ハレーション）である．

生検病理組織像

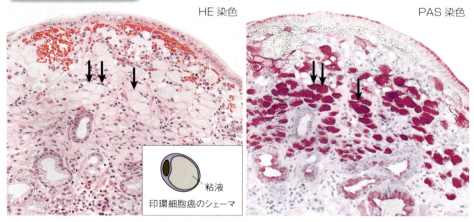

- HE 染色（左）では粘膜固有層内に，泡沫状の明るい細胞質を有し，核が偏在している印環細胞癌を多数認める．PAS 染色（右）により，印環細胞癌が赤紫色に染色される．

診 断　残胃体部大彎，0-Ⅱb，2 mm，sig，T1a(M)，UL(−)

この症例のポイント

- 胃癌の外科手術後の残胃では，異時性多発病変に注意して検査する．
- とくに未分化型胃癌の術後の残胃では，未分化型胃癌が発生することが多い．
- 未分化型胃癌は初期では陥凹を形成せずに，凹凸がない 0-Ⅱb 病変を呈することが多い．
- 未分化型胃癌は褪色を呈する．

その他の画像には，何が写っているのでしょうか？

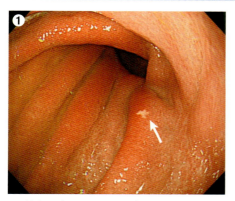

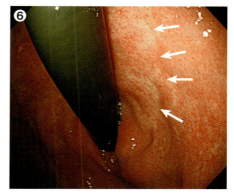

- →は黄色腫（キサントーマ）であり，脂肪を貪食したマクロファージの集積と考えられている．病的意義はない．
- 一見，未分化型の褪色と間違えやすいが，キサントーマのほうが色が黄色であり，慣れてくると生検せずに，内視鏡のみで診断できる．

- 縦走する瘢痕様の所見は，手術による縫合線である．
- 幽門側胃切除では，このように小彎側に縦走する縫合線を認める．

以前の内視鏡

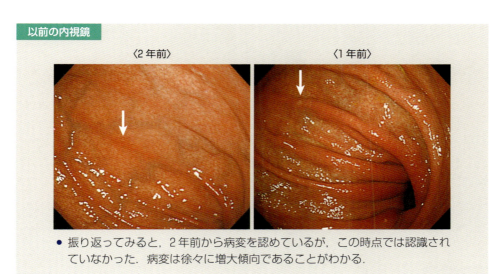

〈2年前〉　　〈1年前〉

- 振り返ってみると，2年前から病変を認めているが，この時点では認識されていなかった．病変は徐々に増大傾向であることがわかる．

コラム　咽頭麻酔はビスカスかスプレーか？

　前処置であるリドカインによる咽頭麻酔には，ビスカス5mℓ程度を咽頭の奥に数分溜める"ビスカス法"とスプレーで直接咽頭内に噴霧してただちに飲み込んでもらう"スプレー法"がある．ビスカス法は咽頭反射が強い人にとっては咽頭の奥に溜めておくこと自体が，大変苦痛であり，私自身も内視鏡を受ける際にはビスカス法は苦しいため，スプレー法でやってもらっている．このスプレー法とビスカス法のRCTの研究があり，スプレー法のほうが患者受容度が優れており，咽頭麻酔効果も同等と報告されている[a]．

a) 水野順子，引地拓人，板橋正子，他：上部消化管内視鏡検査の咽頭麻酔におけるリドカインビスカスとリドカインスプレーの麻酔効果と麻酔苦痛度の比較検討．福島医学雑誌　61：12-17，2011

case 44 舌癌術前のスクリーニング内視鏡検査 〔*H. pylori* 現感染胃癌〕

解 答　胃癌は ②③⑤ に写っています．

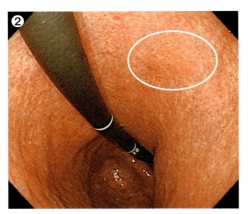

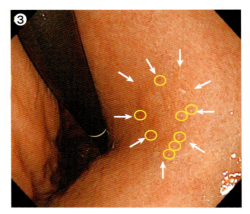

▶ 背景粘膜は萎縮とびまん性発赤を認め，白濁粘液の付着があり，*H. pylori* 現感染の所見である．

▶ 体中部小彎に周囲より若干発赤が目立つ粘膜を認める．背景は萎縮によるまだらな褪色を認めるが，発赤粘膜内には褪色は混在していない．

▶ 脱気し，近接すると，やや厚みのある発赤粘膜で0-Ⅱaを疑う．辺縁には小さな白色点が多発している（黄○）．

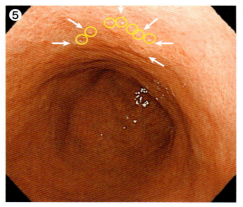

▶ 見下ろしでは，口側の境界が→のように確認できる．白色点が辺縁を縁取るように多発している（黄○）．

インジゴカルミン散布像

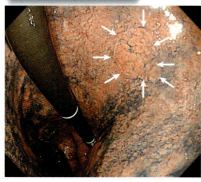
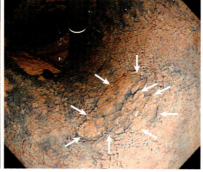
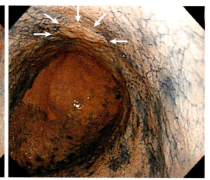

▶ インジゴカルミンの散布では，病変内は胃小区模様が不明瞭であり，胃小区模様の変化を読み取ることにより，病変の境界が明瞭となる．

▶ 背景の胃小区模様が一部きれいに描出されていないのは，粘液が付着しているためである．

NBI 非拡大像	NBI 中拡大像	
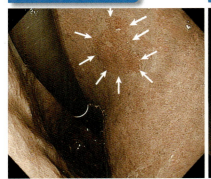	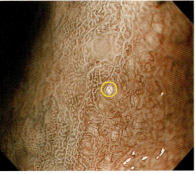	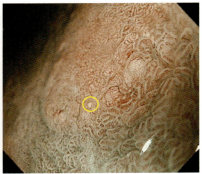

▶ NBI 非拡大では，病変は周囲よりも褐色調を呈し，境界は明瞭である．

▶ NBI 拡大で病変辺縁を観察すると，小さな白色の球状の物体を認める．white globe appearance と呼ばれる癌に特異的な所見である．

white globe appearance の病理像

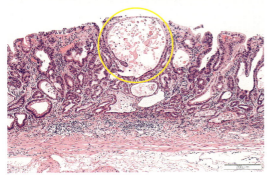

▶ HE 染色・中拡大像．拡張した異型腺管内に変性・壊死に陥った腫瘍細胞を含む好酸性物質の貯留を認める（黄○）．

診 断 体中部小彎，0-Ⅱa，18 mm，tub1>tub2，T1a(M)，UL(−)

この症例のポイント

- 背景との微妙な色調の差異を拾い上げる．
- 脱気することにより，病変の隆起がはっきりする．
- インジゴカルミンにより粘膜模様の違いを確認する．
- WGA は胃癌に特異的な所見である．
- WGA は胃癌の拾い上げ，範囲診断に有用である．

MEMO　white globe appearance（WGA）

- WGA は，NBI 拡大観察で癌の上皮下に観察される 1 mm 未満の小さな白色の半球状の物体である．病理学的には拡張した癌腺管内の貯留した壊死物質（intraglandular necrotic debris）に相当する[58], [59]．
- Yoshida らは，WGA は胃癌の 21.4％に観察され，胃癌に対する感度は 21.4％，特異度は 97.5％と報告し[60]，胃癌診断の新しい内視鏡的マーカーとして期待されている．
- WGA は NBI 拡大観察できれいに描出されるが，本症例のように通常視でも確認できることがあり，癌の拾い上げに有用なことがある．また WGA は癌の辺縁の demarcation line 近くに存在するため，癌の範囲診断にも役立つ所見である[61]．

case 45 口腔底癌術後のスクリーニング内視鏡検査　〔H. pylori 未感染胃癌〕

解答　胃癌は ⑤ ⑥ に写っています．

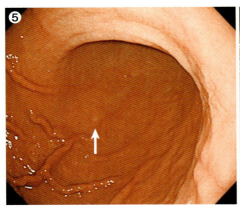
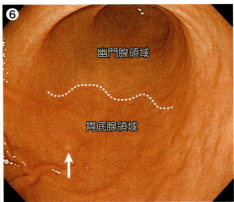

- 背景粘膜は RAC 陽性で，萎縮のない H. pylori 未感染の状態である．正常粘膜では幽門腺領域は胃底腺領域よりもやや黄白色調を呈することがあり，これを萎縮と誤認してはいけない．
- 胃角大彎に小さな褪色粘膜を認める．胃底腺領域の均一な橙赤色内の褪色は遠景からでも目立つ（→）．単発の褪色斑であり，印環細胞癌を疑う．

インジゴカルミン散布像

- インジゴカルミンを散布すると，病変は平坦で胃小区模様も周囲との違いは認めない．粘膜中層のみに存在する印環細胞癌の所見である．

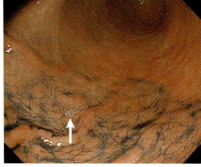
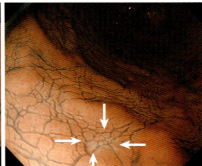

診断　体下部大彎，0-Ⅱb，2 mm，sig，T1a(M)，UL(−)

この症例のポイント
- 正常幽門腺の所見を理解する．
- H. pylori 未感染では褪色斑を探す．

その他の画像には，何が写っているのでしょうか？

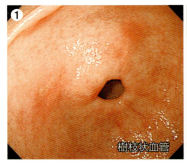
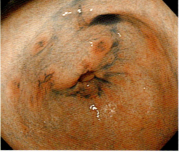

- 前庭部には発赤斑が多発している．インジゴカルミンの散布では中央にびらんを認める．
- 発赤の境界は徐々に淡くなっている点，同様の所見が多発している点から良性の発赤びらんと考える．これらは隆起型びらんであり，H. pylori 未感染でよく見られる所見である．また幽門前部大彎には樹枝状血管が目立つが，これは萎縮の所見ではなく，正常幽門腺領域の所見である．

case 46 下咽頭癌術後の重複癌スクリーニング内視鏡検査　〔H. pylori 除菌後発見胃癌〕

解答　胃癌は②③に写っています．

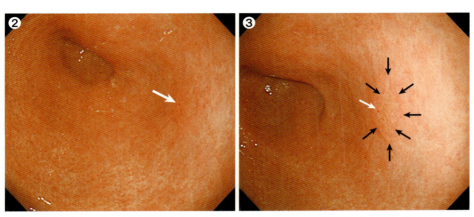

▶ 背景粘膜には O-3 の萎縮と腸上皮化生を認め，分化型胃癌を意識して検査を行う．
▶ 前庭部後壁に小さな出血点が目に入ってくる（白→）．近接してよく観察すると，周囲よりやや黄白色調の粘膜が認識できる（黒→）．

インジゴカルミン散布像

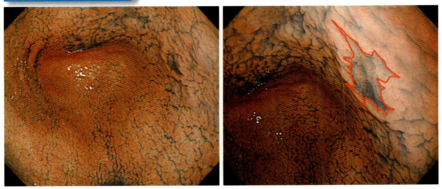

▶ インジゴカルミンを散布すると，陥凹面が明瞭に認識でき，陥凹辺縁は棘状のはみ出しを有する蚕食像を呈し，肛門側には反応性隆起を伴っている．
▶ この時点で内視鏡診断は分化型胃癌となる．

診断　前庭部後壁，0-Ⅱc，tub1，5mm，T1a(M)，UL(−)

この症例のポイント

- 周囲よりやや黄白調の粘膜は，分化型胃癌を疑う．
- インジゴカルミン散布により陥凹面が明瞭となる．
- 棘状の蚕食像は，分化型胃癌を強く疑う所見である．

case 47 大腸癌術前のスクリーニング内視鏡検査① 〔H. pylori 現感染胃癌〕

解 答 胃癌は②③に写っています．

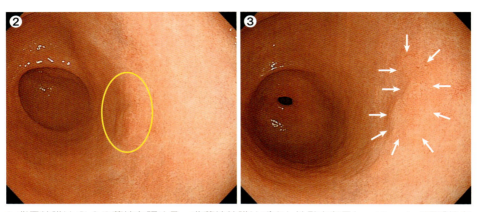

- 背景粘膜は O-2 の萎縮を認める．非萎縮粘膜はびまん性発赤を呈し，H. pylori 現感染を疑う．
- 前庭部後壁に②の遠景で若干凹凸している粘膜を認め，癌の存在を意識して観察する．
- ③のように近接すると，周囲の粘膜は血管による発赤が混在しているが，病変内には発赤はなく，均一な肌色であることから，→のように範囲を読むことができる．しかし，慣れないと通常観察での範囲診断は難しい．

インジゴカルミン散布像

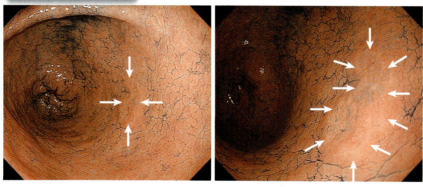

- インジゴカルミンを散布すると，胃小区の溝にインジゴカルミンが溜まることにより，粘膜表面の胃小区がくっきりと視認されるようになる．しかし，病変内は胃小区が消失していることから，病変の範囲は明瞭となる．
- このように通常観察では病変の認識が困難な病変でも，インジゴカルミンを散布することにより，病変の視認性が向上する．

診 断 前庭部後壁，0-Ⅱc，15 mm，tub1，T1a(M)，UL(−)

この症例のポイント

- 背景粘膜との微細な違いを読み取る．
- インジゴカルミンは病変の視認性を向上させる．

case 48 大腸癌術前のスクリーニング内視鏡検査 ②　〔H. pylori 除菌後発見胃癌〕

解答　胃癌は ③ に写っています．

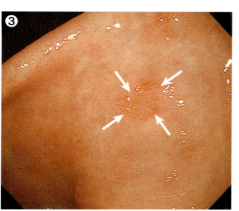

▶ 背景粘膜は O-2 の萎縮，腸上皮化生を認め，体部には除菌後の変化である地図状発赤が多発している．前庭部小彎後壁に発赤した粘膜を認める．周囲に同様の発赤は認めず，単発の発赤である．
▶ また，色調は地図状発赤よりも強い発赤を呈している．分化型胃癌の可能性も考えて詳しく病変を見ていく必要がある．

近接像

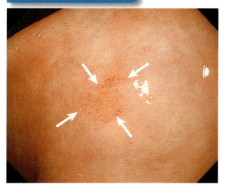

▶ 近接すると若干陥凹している病変であると疑われる．発赤面は周囲の粘膜のような光沢はない．

インジゴカルミン散布像

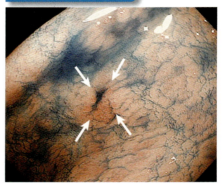

▶ インジゴカルミンを散布すると陥凹面が明瞭となる．周囲の胃炎の胃小区と比較して，陥凹面は細かい胃小区様の模様である．
▶ このように背景粘膜と比較しながら病変を探すことが重要である．

診断　前庭部小彎後壁，0-Ⅱc，5 mm，tub1，T1a(M)，UL(－)

この症例の ポイント

- 単発の発赤に注意する．
- 背景の胃炎と比較しながら観察を行う．
- 発赤陥凹は，分化型胃癌を疑う．

case 49 大腸癌術前のスクリーニング内視鏡検査 ③ 〔H. pylori 現感染胃癌〕

解答 胃癌は ③ に写っています．

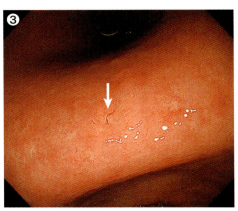

- 背景粘膜は O-2 の萎縮，腸上皮化生，びまん性発赤を認め，H. pylori 現感染と考えられる．慢性胃炎による凹凸が目立ち，色調も褪色，発赤などが混在しており，胃癌を見つけることが難しい背景粘膜である．
- 体下部小彎に鮮血の付着を認め，この時点で胃癌を念頭において詳細な観察を行う．

NBI 非拡大像

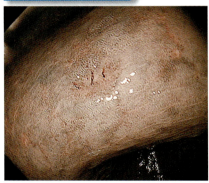

NBI 中拡大像

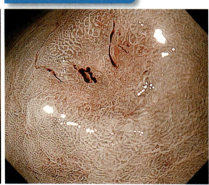

- NBI 像では，病変は褐色調の陥凹性病変を呈する．陥凹面は乳頭状の細かい表面微細構造を示し，内部には拡張，蛇行するループ状の血管を認めることから，癌と診断できる．
- また，洗浄により出血する様子が観察された．

インジゴカルミン散布像

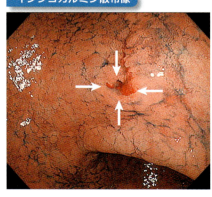

- インジゴカルミンの散布により，さらに出血が誘発された．出血のため詳細な観察ができないが，このように出血しやすい脆弱な粘膜は癌を示唆する所見である．

診 断 体下部小彎，0-Ⅱc，4 mm，tub1，T1a(M)，UL(－)

この症例のポイント

- 自然出血の陰には，胃癌が隠れている．

大腸癌術前のスクリーニング内視鏡検査④　〔H. pylori 現感染胃癌〕

解答　胃癌は，③に写っています．

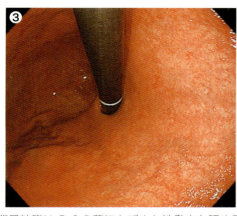
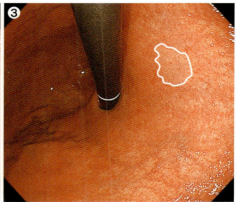

- 背景粘膜は O-2 の萎縮とびまん性発赤を認める．H. pylori 現感染と考える．このような背景粘膜では腺腫，分化型胃癌を探す．
- 体上部小彎後壁寄りに 5 mm 大の若干白色調の粘膜を認める．周囲の萎縮と違い，病変内は血管が見えない（血管透見の消失）．
- このような白色調の平坦な病変では腺腫，超高分化腺癌を鑑別に挙げる．

インジゴカルミン散布像

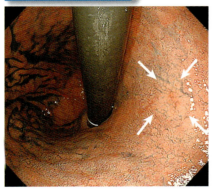

- インジゴカルミン散布では，病変は凹凸がない 0-Ⅱb 病変であることがわかる．胃小区模様は周囲より大きく，やや不明瞭である．

NBI 中拡大像

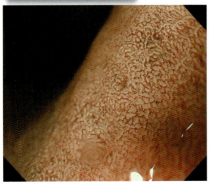

NBI 非拡大像

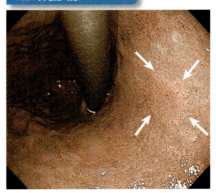

- NBI 非拡大では境界明瞭な茶褐色の病変として認識される．この病変では，NBI 非拡大は白色光よりも病変の視認性が良い．
- オリンパス社の EVIS LUCERA ELITE システムでは従来のシステムよりも明るくなり，NBI 非拡大でもスクリーニング観察が可能となった．NBI 非拡大では，癌は褐色調を呈することが多く，とくに凹凸の目立たない癌の発見に有用なことがある．
- 拡大すると complete mesh pattern の血管を認め，分化型胃癌を疑う．

生検病理組織像

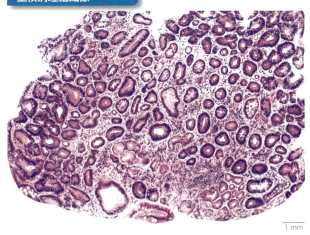

▶ HE染色・中拡大像．粘膜表層主体に低異型度の管状腺癌を認める．細胞異型は比較的軽微で，深部への分化傾向もみられる．
▶ 細胞異型が軽微な分化型胃癌は「低異型度分化型胃癌」，「超高分化腺癌」などとも呼称され，高異型度を示す腸型管状腺腫との鑑別が問題となることがある．
▶ 本症例は，「胃癌取扱い規約（第14版）」[29]上は，tub1の範疇である．

| 診 断 | 体上部小彎，0-Ⅱb，5mm，tub1(very well differentiated adenocarcinoma)，T1a(M)，UL(−) |

この症例のポイント

- 背景粘膜に強い萎縮を認める症例では，色調の変化（白色，発赤），血管透見の消失に注意して観察する．
- いわゆる超高分化腺癌（低異型度分化型胃癌）は正色調から白色調を呈することが多く，腺腫との鑑別が問題となる．
- NBI非拡大のスクリーニングでは，褐色調の変化に気をつけて観察する．

コラム　検査時間と胃癌発見率

　大腸内視鏡では観察時間と腺腫の発見率が相関することが報告されており，8分以上かけて抜去しながら観察することが勧められている[a]．一方，胃癌の発見率と観察時間はどうであろうか？　もちろん背景粘膜によって観察時間は変わってくる．萎縮のない胃粘膜では比較的簡単な観察で充分であるが，萎縮および腸上皮化生が強い胃粘膜では注意深く時間をかけて観察しなくてはいけない．7分以上観察時間をかける医師は，それ以下の医師と比べて胃癌の発見率が3倍以上であるという報告もある[b]．

a) Barclay, R. L., Vicari, J. J. and Greenlaw R. L.: Effect of a time-dependent colonoscopic withdrawal protocol on adenoma detection during screening colonoscopy. Clin. Gastroenterol. Hepatol. 6; 1091-1098, 2008
b) Teh, J. L., Tan, J. R., Hau, L. J., et al.: Long examination time improves detection of gastric cancer during diagnostic upper gastrointestinal endoscopy. Clin. Gastroenterol. Hepatol. 13; 480-487, 2015

文 献

1) Yagi, K., Nakamura, A. and Sekine, A.: Characteristic endoscopic and magnified endoscopic findings in the normal stomach without Helicobacter pylori infection. J. Gastroenterol. Hepatol. 17 ; 39-45, 2002
2) 八木一芳, 味岡洋一:胃の拡大内視鏡診断(第2版). 医学書院, 東京, 2014
3) 土橋康成, 藤田哲也:血管構築. 川合啓市 編:胃—形態とその機能. 54-61, 医学書院, 東京, 1975
4) 八木一芳, 坪井清孝, 中村厚夫, 他:Helicobacter pylori 陽性と陰性の胃粘膜所見の特徴 拡大内視鏡による診断. 胃と腸 41 ; 1017-1024, 2006
5) 八木一芳, 中村厚夫, 関根厚雄, 他:Helicobacter pylori 陰性・正常胃粘膜内視鏡像の検討. Gastroenterol. Endosc. 42 ; 1977-1987, 2000
6) 小野尚子, 加藤元嗣, 鈴木美櫻, 他:H. pylori 除菌後にみられる胃びらん・発赤における良悪性の鑑別. 消化器内視鏡 23 ; 1761-1766, 2011
7) 松久威史, 日下部史郎, 前田昭太郎, 他:Helicobacter pylori 除菌後にみられる食道, 胃, 十二指腸病変の観察. Therapeutic Research 22 ; 1872-1874, 2001
8) 岡崎幸紀, 竹尾幸子:稜線状発赤(Kammrotung). 胃と腸 47(増刊 図説 胃と腸用語集2012);691, 2012
9) 竹尾幸子:胃粘膜の稜線状発赤と H. pylori 感染の関係. 日本医事新報 4655 ; 63-64, 2013
10) 春間 賢 監修:胃炎の京都分類. 日本メディカルセンター, 東京, 2014
11) 加藤隆弘, 八木信明, 鎌田智有, 他:Helicobacter pylori 感染胃粘膜の内視鏡診断:多施設前向き研究. Gastroenterol. Endosc. 56 ; 1813-1824, 2014
12) Kimura, K. and Takemoto, T.: An endoscopic recognition of atrophic border and its significance in chronic gastritis. Endoscopy 1 ; 87-97, 1969
13) 榊 信廣, 加藤裕昭, 荒川丈夫, 他:腺領域の内視鏡診断と Helicobacter pylori. 胃と腸 32 ; 1571-1580, 1997
14) Kaminishi, M., Yamaguchi, H., Nomura, S., et al.: Endoscopic classification of chronic gastritis based on a pilot study by the Research Society for Gastritis. Dig. Endosc. 14 ; 138-151, 2002
15) 福田信宏, 井田和徳, 加藤隆弘 他:胃粘膜腸上皮化生の内視鏡診断に関する多施設前向き共同研究. Gastroenterol. Endosc. 57 ; 1219-1229, 2015
16) Uedo, N., Ishihara, R., Iishi, H., et al.: A new method of diagnosing gastric intestinal metaplasia: narrow band imaging with magnifying endoscopy. Endoscopy 38 ; 819-824, 2006
17) 鎌田智有, 春間 賢, 井上和彦 他:Helicobacter pylori 感染と内視鏡的胃炎 胃炎の京都分類. 日本消化器病学会雑誌 112 ; 982-993, 2015
18) Nomura, S., Terao, S., Adachi, K., et al.: Endoscopic diagnosis of gastric mucosal activity and inflammation. Dig. Endosc. 25 ; 136-146, 2013
19) Kato, M., Terao, S., Adachi, K., et al.: Changes in endoscopic findings of gastritis after cure of H. pylori infection: multicenter prospective trial. Dig. Endosc. 25 ; 264-273, 2013
20) 井田和徳, 松本尚之, 内山和彦 他:Helicobacter pylori 除菌前後における胃粘膜の内視鏡像の変化—短期経過例. 胃と腸 33 ; 1115-1121, 1998
21) 寺尾秀一, 西澤昭彦, 田村 勇, 他:H. pylori 除菌後10年以上観察例における H. pylori 胃炎除菌後内視鏡像の検討および除菌直後と10年以上経過時点でのNBI拡大像の比較(H. pylori 除菌後長期経過による内視鏡像の変化). 消化器内科 57 ; 111-118, 2013
22) Ohkusa, T., Takashimizu, I., Fujiki, K., et al.: Disappearance of hyperplastic polyps in the stomach after eradication of Helicobacter pylori. A randomized, clinical trial. Ann. Intern. Med. 129 ; 712-715, 1998
23) 今野武津子, 村岡俊二:小児の Helicobacter pylori 胃炎の特徴. Helicobacter Research 3 ; 32-37, 1999
24) Kamada, T., Haruma, K., Sugiu, K., et al.: Case of early gastric cancer with nodular gastritis. Dig. Endosc. 16 ; 39-43, 2004
25) Nagata, N., Shimbo, T., Akiyama, J., et al.: Predictability of gastric intestinal metaplasia by mottled patchy erythema seen on endoscopy. Gastroenterol. Research 4 ; 203-209, 2011
26) 寺尾秀一, 山城研三, 西澤昭彦, 他:Helicobacter pylori 除菌前後のびまん性発赤の変化 除菌後に顕在化する地図状発赤も含めて. Helicobacter Research 19 ; 343-348, 2015
27) 八木一芳, 味岡洋一:H. pylori 除菌後発見胃癌の内視鏡診断. 医学書院, 東京, 2016
28) 平澤俊明:胃カルチノイド(応用編19). 渡辺 守, 藤城光弘 編:これで納得! 画像で見ぬく消化器疾患 vol.1 上部消化管. 144-147, 医学出版, 東京, 2013

29) 日本胃癌学会 編：胃癌取り扱い規約(第14版)．金原出版，東京，2010
30) 中村恭一：胃癌の構造(第3版)．医学書院，東京，2005
31) 藤野 節，前畑忠輝，松尾康正，他：病変の色調・形態を形づくる要因と内視鏡診断を困難にする要因．消化器内視鏡 26；917-933，2014
32) 中島寛隆，大倉康男：早期胃癌の組織型と肉眼像．消化器内視鏡 26；1097-1105，2014
33) 平澤俊明，藤崎順子，山本頼正：早期胃癌未分化型のESD症例におけるNBI拡大内視鏡所見の有用性．Gsstroenterol. Endosc. 51(Suppl.)；743，2009
34) Okada, K., Fujisaki, J., Kasuga, A., et al.: Diagnosis of undifferentiated type early gastric cancers by magnification endoscopy with narrow-band imaging. J. Gastroenterol. Hepatol. 26；1262-1269, 2011
35) Horiuchi, Y., Fujisaki, J., Yamamoto, N., et al.: Accuracy of diagnostic demarcation of undifferentiated-type early gastric cancers for magnifying endoscopy with narrow-band imaging: endoscopic submucosal dissection cases. Gastric Cancer 19；515-523, 2016
36) 相川啓子，岩淵三哉，渡辺英伸，他：純粋Ⅱb型早期胃癌の病理．胃と腸 21；371-378，1986
37) 平澤俊明，大隅寛木，森重健二郎，他：0-Ⅱb胃癌の拾い上げのコツ—通常内視鏡を中心に．消化器内視鏡 25；1681-1688，2013
38) 角川康夫，草野 央，大竹陽介，他：胃炎と類似した胃癌の内視鏡診断．消化器内視鏡 22；63-67，2010
39) 平澤俊明，山本頼正，藤崎順子，他：未分化型早期胃癌適応拡大病変の臨床像の検討．Gastroenterol. Endosc. 55；1625-1632，2013
40) 春間 賢，塩谷昭子，鎌田智有，他：PPI長期投与の問題点—胃ポリープの発生．消化器内科 56；190-193，2013
41) Ueyama, H., Yao, T., Nakashima, Y., et al.: Gastric adenocarcinoma of fundic gland type (chief cell predominant type): proposal for a new entity of gastric adenocarcinoma. Am. J. Surg. Pathol. 34；609-619, 2010
42) 八尾隆史，上山浩也，九嶋亮治，他：新しいタイプの胃癌—胃底腺型胃癌 臨床病理学的特徴および発育進展様式および悪性度．胃と腸 45；1192-1202，2010
43) Ueyama, H., Matsumoto, K., Nagahara, A., et al.: Gastric adenocarcinoma of the fundic gland type (chief cell predominant type). Endoscopy 46；153-157, 2014
44) Nonaka, K., Ishikawa, K., Shimizu, M., et al.: Gastrointestinal: Gastric mucosa-associated lymphoma presented with unique vascular features on magnified endoscopy combined with narrow-band imaging. J. Gastroenterol. Hepatol. 24；1697, 2009
45) Kamada, T., Tanaka, A., Yamanaka, Y., et al.: Nodular gastritis with *Helicobacter pylori* infection is strongly associated with diffuse-type gastric cancer in young patients. Dig. Endosc. 19；180-184, 2007
46) 九嶋亮治：若年者の胃・十二指腸病変．胃と腸 46；1305-1307，2011
47) 日本食道学会 編：食道癌取扱い規約(第11版)．金原出版，東京，2015
48) 大前雅実，藤崎順子，清水智樹，他：Barrett食道腺癌の診断をどう行うか 問題点と対策—進展範囲診断．消化器の臨床 14；466-472，2011
49) 大前雅実，藤崎順子，清水智樹，他：Barrett食道癌における酸逆流の意義．臨床外科 68；406-412，2013
50) Bosman, F. T., Carneiro, F., Hruban, R. H., et al. (eds.): WHO Classification of Tumors of Digestive System 4th ed, IARC Press, Lyon, 2010
51) Delle Fave, G., O'Toole, D., Sundin, A., et al.: ENETS Consensus Guidelines Update for Gastroduodenal neoplasms. Neuroendocrinology 103；119-124, 2016
52) 日本神経内分泌腫瘍研究会 編：膵・消化管神経内分泌腫瘍(NET)診療ガイドライン．金原出版，東京，2015
53) NCCN Clinical Practice Guidelines in Oncology. Neuroendocrine Tumors Version 2. 2016 https://www.nccn.org/professionals/physician_gls/PDF/neuroendocrine.pdf
54) Rindi, G., Luinetti, O., Cornaggia, M., et al.: Three subtypes of gastric argyrophil carcinoids and the gastric neuroendocrine carcinoma: a clinicopathological study. Gastroenterology 104；994-1006, 1993
55) Yao, K., Iwashita, A., Tanabe, H., et al.: White opaque substance within superficial elevated gastric neoplasia as visualized by magnification endoscopy with narrow-band imaging: a new optical sign for differentiating between adenoma and carcinoma. Gastrointest. Endosc. 68；574-580, 2008

56) Ueo, T., Yonemasu, H., Yada, N., et al.: White opaque substance represents an intracytoplasmic accumulation of lipid droplets: immunohistochemical and immunoelectron microscopic investigation of 26 cases. Dig. Endosc. 25 ; 147-155, 2013
57) 井上和彦, 藤澤智雄, 千貫大介, 他：胃癌発生の背景粘膜─人間ドックにおける内視鏡検査からの検討. 胃と腸 44 ; 1367-1373, 2009
58) Doyama, H., Yoshida, N., Tsuyama, S., et al. : The "white globe appearance" (WGA) : a novel marker for a correct diagnosis of early gastric cancer by magnifying endoscopy with narrow-band imaging (M-NBI). Endosc. Int. Open 3 ; E120-124, 2015
59) Watanabe, Y., Shimizu, M., Itoh, T., et al. : Intraglandular necrotic debris in gastric biopsy and surgical specimens. Ann. Diagn. Pathol. 5 ; 141-147, 2001
60) Yoshida, N., Doyama, H., Nakanishi, H., et al. : White globe appearance is a novel specific endoscopic marker for gastric cancer : A prospective study. Dig. Endosc. 28 ; 59-66, 2016
61) 土山寿志：WGA(white globe appearance). 臨牀消化器内科 31 ; 1162-1166, 2016

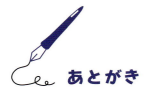

あとがき

　1990年代に"ウォーリーをさがせ"という絵本が流行した．沢山の人物の中から，特徴的な赤と白の縞模様の服を着たウォーリーを探し当てるというゲームのような絵本である．当時，高校生だった私も友人と誰が先にウォーリーを探し出せるか競った記憶がある．胃炎の中から，胃炎に似た胃癌や微小胃癌を見つけ出すことは，"ウォーリーをさがせ"に似ている．しかし，"ウォーリーをさがせ"と違い，胃癌の診断は偶然だけでは見つけられない．胃炎，胃癌に対する病理像を含めた知識，見逃しの少ない内視鏡観察の技術，そして多くの胃癌を見てきた経験が必要である．

　私はがん研有明病院に入局する前に，それなりに内視鏡を経験してきており，上部消化管内視鏡なんて簡単だと勘違いしていた．しかし，がん研有明病院では，それまで見たことがない胃炎類似型胃癌，微小胃癌，Ⅱb病変が次々と発見され，自分との実力の差に唖然とした．胃癌を発見するコツを質問すると，"病変が光って見える"と教わった．当時は意味が理解できなかったが，多くの病変を経験することにより，"目が慣れてくる"と病変が自然に目に入ってくるようになった．これが，"病変が光って見える"ということだとわかった．

　やがて自分がスタッフとなり，指導する立場となったときに，どのようにすれば効率よく胃癌の見つけ方を教育できるかを考えて，より多くの画像を見て"目を慣らす"トレーニングをするために，おもに若手スタッフに向けて定期的に問題形式の内視鏡アトラスをメーリングリストで送るようにした．当時のがん研有明病院消化器内科の部長であった五十嵐正広先生がこの内視鏡アトラスを見て，月刊誌『臨牀消化器内科』への連載と書籍化の話を勧めてくださり，今回の出版につながった．五十嵐先生なしでは，この本は生まれることはなく，ご尽力に感謝申し上げたい．

　今回の書籍化に当たり，多くの文献，教科書を参照したが，それでも理解できないところに関しては，第一人者の先生方に質問させてもらい，ご指導を受けた．新潟県立吉田病院の八木一芳先生，大阪府立成人病センターの上堂文也先生，石川県立中央病院の土山寿志先生にこの場を借りてお礼を申し上げたい．

　また，本書の監修をしていただいた現在の消化器内科部長である藤崎順子先生，お忙しい中，病理を担当していただいた河内　洋先生，そして多くの胃癌を発見し問題として提供してくれた内視鏡部の先輩，同僚たちにも感謝の意を表したい．

　このようにして，4年前に始めた院内向けの内視鏡アトラスを，多くの人の協力で1冊の本として世に出すことができた．この本が内視鏡診療に携わる先生方の役に立つことができれば，自分にとってこの上ない幸せである．

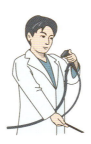

2016年10月　平澤　俊明

※太字のページは所見画像があることを示す

0-Ⅰ　38
0-Ⅱa　38
0-Ⅱb　38, 64, 149, 150, 167
0-Ⅱc　38
0-Ⅲ　39

1型　39
2型　40
3型　40
4型　40

和文索引

い

インジゴカルミン　66, 206
インゼル　41
胃炎　14
　──の京都分類　30
胃炎類似型　65
　──胃癌　154, 155
胃癌
　──の組織型分類　36
　──の肉眼型分類　37
　──の発育進展様式　41
　──の発見率　61
　──の分類　36
　──の壁深達度　37
　──のリスク　193
　──発見率向上　43
　胃炎類似型──　154, 155
　同時性多発──　173, 175
　微小──　63, 182
　表在型──　38, 40
　分化型──　36, 45, 147, 176
　未分化型──　36, 41, 128, 139, 198, 200
異時性多発病変　185, 186, 191, 200
萎縮　17, 20
　──境界　50, 139
　──進行　195
　──組織像　23
　──の程度　22
　高度な──　181
　強い──　176, 210
胃小区　32
胃腺腫　181
　──の治療　145
一過性耳下腺炎　125
一過性全健忘　128
胃底腺型胃癌　135
胃底腺ポリープ　18

う

印環細胞癌　127, 139, 149, 150
咽頭麻酔　201

お

黄色腫　29
黄色調　134
　──粘膜　160
黄白色調　182
　──粘膜　142, 167, 192, 205

か

ガストリン　34
カルチノイド腫瘍　34, 35, 137, 164
　多発──　35
潰瘍の良悪性　160
過形成性ポリープ　27
陥凹境界　58
　断崖状──　58
陥凹性病変
　単発──　190

き

キサントーマ　29, 167
キャッチライト　196
木村・竹本分類　20
逆流性食道炎　153
境界の所見　57
棘状　58
　──の蚕食像　191, 205
　──のはみ出し　183, 186

く

空気量　189

け

血管透見の消失　55

こ

固有胃腺の分布　15

さ

柵状血管　151
残胃　198, 200
蚕食像　57, 59, 124, 148, 183, 191, 205
　辺縁の──　196

し

敷石状粘膜　129, 130
色調の変化　53, 169
自己免疫性胃炎　34
自然出血　56, 146, 179, 208
若年者のスクリーニング　140
集合細静脈　15
出血　56
除菌　→ *H. pylori* 除菌
食道胃接合部　145, 151

せ

生検後出血　211
正常胃粘膜　14
　──胃底腺領域　15
　──噴門腺領域　16
　──幽門腺領域　16
正常幽門腺　204
星芒状　58
鮮血付着　208
腺腫の治療　145
蠕動運動　143

そ

早期胃癌の臨床的特徴　46
組織型分類　36

217

た

褪色 200
　——調 128
　——粘膜 133, 138, 149
　——斑 132
　　非萎縮粘膜内—— 166
多発白色扁平隆起 130
多発病変 51
断崖状陥凹境界 58

ち

地図状発赤 29
超高分化腺癌 210
腸上皮化生 23, 24, 50, 181
　——組織像 23
　高度な—— 181
鎮痙剤 155
鎮痛剤 165

て

低異型度分化型胃癌 210
点状発赤 25

と

同時性多発胃癌 173
同時多発病変 166, 167, 169, 172, 174, 176, 178
鳥肌胃炎 28, 139

に

肉眼型分類 37

ね

粘液 191
　——の洗浄 68

白濁—— 26, 27
粘膜腫脹 27
粘膜表面構造の変化 52

は

バレット上皮 153
バレット食道腺癌 152, 153
背景粘膜 49
　——の胃炎 48
　——の色調 53
白色扁平隆起 185
　多発—— 130
白濁粘液 26, 27
発育進展様式 41
反応性隆起 124, 186, 197

ひ

非萎縮粘膜 49
　——内の褪色 166
微小胃癌 63, 182
　——分化型 63
　——未分化型 63
ひだの腫大・蛇行 26
びまん性発赤 26
表在型 38
　——の進行癌 40
表面構造の変化 53
びらん
　単発—— 131
　隆起型—— 19, 138

ふ

不整な形態 52
分化型胃癌 36, 45, 147, 176

へ

ヘマチン 18, 146

壁深達度 37
辺縁隆起 193
扁平上皮円柱上皮接合部 151

ほ

発赤 187
　——陥凹 141, 148
　単発の—— 207
　地図状—— 29
　点状—— 25
　稜線状—— 19, 134

ま

慢性胃炎 14

み

見落としやすい部位 60
見つけにくい病変 63
見逃し率 30
未分化型胃癌 36, 41, 128, 139, 198, 200
未分化型粘膜内癌 44
未分化癌 46

め

面(癌の領域)の所見 52

も

毛細血管拡張 126

り

隆起型びらん 19, 138
隆起を伴う発赤陥凹 148
領域性 52, 161
稜線状発赤 19, 134

欧文索引

A

A型胃炎 34

C

closed type 21

E

endoscopic submucosal dissection(ESD) 186, 191
esophagogastric junction(EGJ) 151

G

gastric adenocarcinoma of fundic gland type 136
gastroesophageal reflux disease(GERD) 73

H

Helicobacter pylori
　——感染　30
　——感染胃炎　20
　——既感染　29
　——現感染　20
　——未感染　14
　——未感染胃癌　128
H. pylori 除菌
　——後の変化　154
　——前後の内視鏡像　31

L

laparoscopy and endoscopy cocperative surgery(LECS)　162

M

MALT リンパ腫　137，139

N

Narrow Band Imaging(NBI)　179

neuroendocrine carcinoma(NEC)　164
neuroendocrine tumor(NET)　35，164

O

open type　21

P

proton pump inhibitor(PPI)　130

R

regular arrangement of collecting venules(RAC)　15，127
　——と萎縮　34
Rindi 分類　165

S

short segment Barrett's esophagus(SSBE)　153
squamocolumnar junction(SCJ)　151

submucosal tumor(SMT)
　——様の腫瘍　158
　——様隆起　163

T

T 分類　37
tree like appearance　136
Type 1　39
Type 2　40
Type 3　40
Type 4　40

W

white globe appearance(WGA)　203
white opaque substance(WOS)　169，170

著者プロフィール

平澤　俊明　がん研有明病院 上部消化管内科 医長

　1974年生まれ．1999年高知医科大学医学部卒業．小学生の頃から大学時代までサッカーに明け暮れていた．卒後の3年間，聖路加国際病院で内科を中心とした初期研修を行った．2002年に千葉大学第一内科に入局し，消化器専門研修を行い，国立横浜東病院，君津中央病院で消化器内科医として研鑽を積んだ．2004年から東葛辻仲病院で大腸内視鏡を中心に研鑽し，その間に松島クリニック，国立がん研究センター東病院でも大腸内視鏡を学んだ．2006年からはがん研有明病院に勤務し，胃癌の診断と内視鏡治療を中心とした臨床および研究を行っている．日本消化器病学会専門医，日本消化器内視鏡学会専門医・指導医．日本消化器内視鏡学会「早期胃癌診断のための内視鏡ガイドライン」作成委員．未分化型胃癌の論文でNishi Memorial Award in Gastric Cancer受賞，噴門部SMTに対するLECSの論文で日本消化器内視鏡学会学会賞を受賞した．最近の興味は，胃内視鏡検診，胃癌の拾い上げ診断である．

河内　洋　がん研有明病院 病理部 医長

　1972年生まれ．福岡県大牟田市出身．1998年東京医科歯科大学医学部医学科卒．大学時代はバレーボール部に所属．卒後東京医科歯科大学大学院にて病理診断を学ぶ．大学院修了後は，昭和大学横浜市北部病院消化器センターにて消化器臨床研修の後，東京都立駒込病院病理科にて病理診断学，とくに消化管病理学の研鑽を積む．2006年より東京医科歯科大学医学部附属病院病理部に勤務．2012年から3年間，東京医科歯科大学の海外拠点であるチリ共和国サンティアゴ市に赴任し，駐在生活を送りながらチリやエクアドルにおける大腸癌検診国家プロジェクトに参加した．2015年3月に帰国し同年4月より現職．食道，胃，大腸病変を中心とした病理診断に従事している．病理専門医・研修指導医および細胞診専門医．2016年現在，日本食道学会病理組織検討委員，大腸癌研究会病理委員，「Digestive Endoscopy」編集委員などを務める．

通常内視鏡観察による
早期胃癌の拾い上げと診断

2016 年 11 月　1 日　第 1 版 1 刷発行
2019 年 12 月 10 日　第 1 版 4 刷発行

監　修	藤崎　順子
著　者	平澤　俊明，河内　　洋
発 行 者	増永　和也
発 行 所	株式会社 日本メディカルセンター
	東京都千代田区神田神保町 1-64（神保町協和ビル）
	〒 101-0051　TEL 03（3291）3901（代）
印 刷 所	株式会社アイワード

ISBN 978-4-88875-291-6

©2016　乱丁・落丁は，お取り替えいたします．

本書に掲載された著作物の複製・転載およびデータベースへの取り込みに関する許諾権は日本メディカルセンターが保有しています．

JCOPY ＜出版者著作権管理機構委託出版物＞
本書のコピーやスキャン等による無断複製は著作権法上での例外を除き禁じられています．複製される場合は，そのつど事前に，出版者著作権管理機構（電話 03-5244-5088，FAX 03-5244-5089，e-mail：info@jcopy.or.jp）の許諾を得てください．